艾灸疗法防病祛病

王强虎　张雪冲　编著

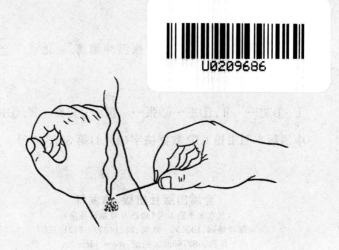

金盾出版社

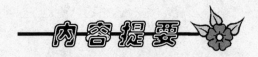

内容提要

　　本书简要介绍了艾灸疗法的中医理论依据、技法、穴位、主治等，详细阐述了内科、外科、骨伤科、神经科、消化科、内分泌科、妇科、皮肤科、五官科常见病的辨证治则、取穴、灸法等。其内容丰富翔实，可按图索骥，操作性、知识性强，适合广大全科医师和中医爱好者阅读。

图书在版编目（CIP）数据

　　艾灸疗法防病祛病/王强虎，张雪冲编著. —北京 ：金盾出版社，2014.8
　　ISBN 978-7-5082-9065-2

　　Ⅰ.①艾… Ⅱ.①王…②张… Ⅲ. ①艾灸 Ⅳ.①R245.81

　　中国版本图书馆 CIP 数据核字（2013）第 307366 号

金盾出版社出版、总发行

北京太平路 5 号（地铁万寿路站往南）
邮政编码：100036 电话：68214039 83219215
传真：68276683 网址：www.jdcbs.cn
封面印刷：北京精美彩印有限公司
正文印刷：北京万友印刷有限公司
装订：北京万友印刷有限公司
各地新华书店经销
开本：850×1168 1/32 印张：8.875 字数：179 千字
2014 年 8 月第 1 版第 1 次印刷
印数：1～5 000 册 定价：22.00 元

（凡购买金盾出版社的图书，如有缺页、
倒页、脱页者，本社发行部负责调换）

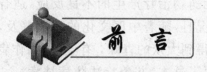

前　言

　　灸法是利用菊科植物艾叶做原料，制成艾绒，在一定的穴位上，用各种不同的方法燃烧，直接或间接地施以适当温热刺激，通过经络的传导作用而达到治病和保健目的的一种方法。清代吴亦鼎在《神灸经纶》上说："夫灸取于火，以火性热而至速，体柔而用刚，能消阴翳，走而不守，善入脏腑，取艾之辛香作炷，能通十二经、入三阴、理气血，以治百病效如反掌。"概括地说明了灸法治病的特点和效果。

　　需要说明的是灸法不仅能治病，而且能防病。唐代孙思邈在《千金方》上说："宦游吴蜀，体上常须两三处灸之，……则瘴疠、瘟疟之气不能着人。"《扁鹊心书》云："人于无病时，常灸关元、气海、命门、中脘，虽未得长生，亦可保百余年寿矣。"从以上论述也可以看出，我国古时的人们已知灸疗有防病保健之功。现代研究也证实，艾灸可以作用于机体的免疫系统，提高免疫力，增强机体抗病能力，是强身防病的一种简易外治法。

　　针与灸都是在经络穴位上施行的，有其共同之处。但是，必须指出，灸法有其自己的独到之处，不能以针代灸。古人云："针所不为，灸之所宜。"灸法虽然略有烧灼皮肤之痛，但不像针刺那样深入肌肉而达体内，所以人们不甚畏惧而乐于接受，是很容易推广的一种治病方法。可以说艾灸治疗疾病有较好的效果，弥补了现代医学的局限性。艾灸疗法是一种自然疗法，无药物治疗产生的不良反应，适合于医疗回归自然的潮流。况且，随着中医文化的不断普及，传统的艾灸疗法也越来越得到大众的青睐，有鉴于此，作者依据多年的临床经验，编写了这本《艾灸疗法防病祛病》一书，献给广大读者，使他们从中受益。

　　本书简明扼要、通俗易懂，注重实用性和科学性。本书可供临床医师、中医院校学生、中医爱好者学习参考，同时也适合家庭保健使用。

作　者

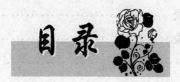

目录

一、艾灸的起源与治疗特点

二、艾灸养生保健法

三、艾灸治疗常见病

附　人体常用经穴定位与主治

艾灸的起源与治疗特点

（一）艾灸是治病和养生的有效方法

灸法是利用菊科植物艾叶做原料，制成艾绒，在一定的穴位上，用各种不同的方法燃烧，直接或间接地施以适当温热刺激，通过经络的传导作用而达到治病和保健目的的一种方法。

艾灸的作用机制和针疗有相近之处，并且与针疗有相辅相成的治疗作用，通常针、灸并用，故称为针灸。针灸治病在国内外有着深远的影响，但现代人说针灸，多数时候仅指针疗，已经很少包含艾灸的内容了。

我们通常认为针和灸是同一种疗法，其实并不是这样。虽然它们都是建立在人体经络穴位的认识之上，但针疗产生的只是物理作用，而艾灸是药物和物理的复合作用。而且两者治疗的范围也不一样，所谓"针所不为，灸之所宜"，指的就是其中的区别。我们说艾灸的一种神奇的疗法，因为它的确有很多不同凡响之处。首先，艾灸的疗效就十分神奇。艾灸疗法的适应范围十分广泛，在中国古代是主要治疗疾病的手段。用中医的话说，它有温阳补气、温经通络、消瘀散结、补中益气的作用。可以广泛用于内科、外科、妇科、五官科疾病，尤其对乳腺炎、前列腺炎、肩周炎、盆腔炎、颈椎病、糖尿病、肿瘤等有特效。

艾灸具有奇特养生保健的作用。用灸法预防疾病，延年益寿，在我国已有数千年的历史。《黄帝内经》"大风汗出，灸谚谵穴"，说的就是一种保健灸法。《庄子》记载圣人孔子"无病而自灸"，也是指用艾灸养生保健。日本人须藤作等做过的灸法抗癌研究，还表明艾灸可以使皮肤组织中潜在的抗癌作用得到活化，起到治癌抗癌的作用。近年来，随着人们对艾灸疗效独特性的认识，艾灸疗法重新得到了医学界重视，现代化研究的步伐也在加快。

（二）"灸"字源流考与灸法起源

1. "灸"字的源流　"灸"字，在现存文献中，以《庄子》最早提及。如《庄子·盗跖篇》载孔子劝说柳下跖，碰了个大钉子，事后对柳下季说，"丘所谓无病而自灸也"。但"灸"的本字是"久"字。如 1975 年于湖北云梦睡虎地出土的奉墓竹简（法律文书）《封诊式·贼死》中载，"男子丁壮，析（皙）色，长七尺一寸，发长二尺，其腹有久故瘢二所"，此"久"即"灸"之本义，训为灸灼。汉墓出土的《五十二病方》《阴阳十一脉灸经》（以下简称《阴阳》）《足臂十一脉灸经》（以下简称《足臂》）、《脉法》《武威汉墓医简》中均作"久"字。"久"以后演变为"灸"字。汉代许慎《说文解字》曰："灸，灼也，从火"。从甲骨文字形的研究考证，现代胡厚宣认为，"我释床，亦即麻字……字当像一人卧病床上,从木象以火艾灸病之形"。灸法已在殷代出现。康殷认为在商周初期灸法、熨法已普遍流行。

2. 灸疗的起源 灸的起源从文献记载和考古发掘中均未能得到较确切的证据,因而人们的研究只能出于一种推论。譬如:人们认为现代用艾绒做成艾炷或艾条,点燃以烘烤或烧灼熏人体一定之穴位,用以治疗某种疾病,既用火、艾火治病,为考其最早起源,便想到了原始人用火、人工取火的方法,将烧热的卵石熨身以驱寒,并把热卵石熨身某一部位对某种不适更有效的经验不断积累,疗法即从中慢慢诞生(图1-1)。(图是陕西扶风县周原召陈西周遗址出土,直径为6.5厘米的不规则扁圆石子,现藏陕西省宝鸡市周原博物馆,可以熨治疾患。)

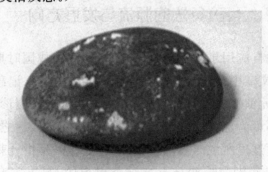

图 1-1 熨 石

这种推论虽然未必完全符合历史实际,但不无一定的科学道理。《素问·异法方宜论》在论述灸法的来源时有这样一段话,即:"北方者,……地高陵居,风寒冰冽,其野处而乳食. 藏寒生满病,其治宜灸焫。故灸焫者,亦从北方来。"两千多年前医学家的这种认识其根据不得而知,至少是人们和医家口耳相传的历史传说之类的记事作依据。灸法始于原始人取火用火领域不断扩大之际,恐怕不会有很大的偏差。用火的过程中,人们发现身体某部位的病痛经火的烧灼、烘烤而得以缓解或解除,继而学会用兽皮或树皮包裹烧热的石块、砂土进行局部热熨,逐步发展以点燃树枝或干草烘烤来治疗疾病。经过长期的摸索,选择了易燃而具有温通经脉作用的艾叶作为灸治的主要材料,于体表局部进行温热刺激,从而使灸法和针刺一样,成为防病治病的重要方法。由于艾叶具有易于燃烧、气味芳香、资源丰富、易于加工贮藏等特点,因而后来成为了最主要的灸治原料。"砭而刺之"渐发展为针法,"热而熨之"渐发展为灸法,这就是针灸疗法的前身。

(三)灸法的源流与发展方向

灸法自应用于医疗实践以来,传至春秋战国时期已颇为盛行,在文献中最早提及灸法的可见于《左传》,记载鲁成公十年(公元前581生),晋景公有病,请秦国的医缓诊治,医缓说:"疾不可为也,在肓之上,膏之下,攻之不可,达之不及,药不治焉。"这里所说的"攻"即指艾灸,而"达"是指针刺。

1973年湖南长沙马王堆汉墓出土的"帛书",有灸法的记载。《内经》中有关灸法的记载就更多。《素问·异法方宜论篇》还指出灸法的产生与寒冷的环境条件和生活习惯及发病特点有密切关系。此外,还述及了灸法的适应证、施灸顺序、剂量、补泻等,并将灸法与针法并提。

随着医疗实践的发展,以后历代出现了许多针灸著作。

晋代皇甫谧《针灸甲乙经》,唐代孙思邈《千金要方》都大力提倡针灸并用。唐代王焘《外台秘要》则专门论述灸法而不言针法,可见其对灸法的重视。以后至清代众多医家无不注重灸法。

记载灸法的书籍除医经、方书和各种综合性针灸书之外,也出现了不少灸法的专著,早在公元3世纪就行《曹氏灸方》,唐代有《骨蒸病灸方》,宋代有《黄帝明堂灸法》《灸膏肓俞穴法》《备急灸法》,元代有《痈疽神秘灸经》,明清有《采艾编》《太乙神针》《神灸经纶》等。

施灸的材料也越来越多样化,除用艾以外,也有用硫黄、灯芯、桑枝、桃枝、黄蜡、药锭等来施灸,还有用药末和艾绒混合而成艾卷熏熨的雷火神针、太乙神针等。灸法的操作也越来越丰富,从着肤灸发展到隔物灸,还有灯草蘸油点火在患者皮肤止直接烧灼的"灯火灸",有利用竹筒和苇筒塞入耳中,在筒口施灸以治疗耳病的筒灸等。

(四)养生植物——艾

艾在我国东北、华北、华东、西南等地均有分布,在郊外很容易见到,是一种多年生草本植物,高为45~120厘米,茎直立圆形有棱,上有灰白色软毛,叶片椭圆形,叶裂呈羽状,上表面深绿色有稀疏白色软毛,下表面灰绿色有灰白色绒毛,叶经揉搓有清香气。采叶干燥后即为生艾叶,加醋炒成炭即为艾叶炭,生艾叶碾压成绒后再包卷成条即为艾条。艾叶可内服可外用,是一种常用中药。

艾除了含有主要成分挥发油外,还含有鞣质、黄酮、醇、多糖、微量元素及其他有机成分等。在药理研究方面发现艾叶有抗菌、抗病毒、平喘、镇咳、祛痰、抗过敏、止血和抗凝血、增强免疫功能等作用。

《本草纲目》记载："艾叶苦辛，生温，熟热，纯阳之性，能回垂绝之阳，通十二经，……以之灸火，能透诸经而除百病"。这就说明艾灸能治百病，强壮元阳，温通经脉，驱风散寒，舒筋活络，回阳救逆。现代中医学认为艾叶理气血，逐寒湿，温经，止血，安胎。治心腹冷痛，泄泻转筋，久痢，吐衄，下血，月经不调，崩漏，带下，胎动不安，痈疡，疥癣。因艾叶能祛寒除湿，通经络，因现代人普遍寒湿重，所以艾叶就成了治病不可缺少的帮手。

艾叶的组方配伍灵活，使用简便。比如用生艾叶和干姜煮水可以治疗脾胃的冷痛；艾叶炭末敷患处可以止血，吹鼻可止鼻出血等。

艾叶对于皮肤病的治疗效果显著的。鲜品直接擦涂或煎煮熏洗就可以治疗皮炎、湿疹、疥癣、荨麻疹，用艾叶炭和煅白矾研粉外涂或者煎汤熏洗可以治疗各类外疮，皮肤瘙痒可用艾叶、花椒、地肤子、白鲜皮水煎熏洗，等量的艾叶炭、枯矾、黄柏研粉用香油调敷可治疗湿疹，鲜艾叶擦涂局部可治疗寻常疣。另外，艾叶的抗菌效果明显，有实验证明艾叶点燃后放在屋内，熏烟对多种病菌有抑制作用，既能用来熏皮肤上的疥癣，还是一种简便有效的室内消毒方法，但缺点是烟雾较大，气味较重。

艾叶在治疗风湿、类风湿关节炎及寒湿性关节疼痛也起到重要的作用。腰腿疼痛即可用适量艾叶煎汤，先熏蒸后泡洗;肩膀痹痛可用艾叶和米醋拌炒后装入布袋中热敷;用艾叶、生姜、食盐加黄酒共同翻炒后装入纱布包外敷,可以缓解急性关节炎及类风湿所引起的疼痛。

现将艾叶临床应用有效的验方介绍如下。

治寻常疣、扁平疣:采新鲜艾叶,揉至出汁,在疣表面磨擦至皮肤微热或微红,但不要擦破皮肤,每日2次。

治臁疮:取艾叶60克,桃仁18克,凤仙花15克,水煎外洗,每日1~2次。

治阴囊湿疹:将鲜艾叶20克放在锅内,加水500毫升,煮沸,用脱脂棉或小块毛巾浸入热药液,敷于阴囊,或洗阴囊,或趁热熏洗阴囊,再以热毛巾敷于阴囊上。

治风湿气两腿作痛:取艾叶60克,葱头1根捣烂。上用布共为1包,蘸热白酒擦患处,以痛止为度。

治习惯性流产:取陈艾叶30克,鸡蛋2枚,先将艾叶煎汤去渣,取汤煮鸡蛋,熟后连蛋带汤1次服食,每月连服7剂,轻者连服2~3个月,重者连服3~5个月。

治寒型痛经:取当归30克,艾叶15克,红糖60克,水煎熬取3碗,分3次温服。

治寒性泄泻:取艾叶6克,生姜2片,水煎去渣代茶饮。

治支气管炎:取艾叶18克,蒲公英、鲜鱼腥草各30克,共炒干研末,炼蜜为丸黄豆大,日服2次,每次9克。

治慢性化脓性中耳炎:取蕲艾叶适量,研成粉末,取少量吹入或蘸擦患耳,每日2~3次。

治肠炎、急性尿道炎、膀胱炎:取艾叶、辣蓼各20克,车前草30克,水煎,每日1剂,分早晚服。

（五）艾灸的六大作用

一是温通经络、祛湿散寒。灸法具有温经散寒的功能。临床上常用于治疗寒凝血滞、经络痹阻所引起的寒湿痹痛、痛经、经闭、胃脘痛、寒疝腹痛、泄泻、痢疾等。

二是温补中气、回阳固脱。阳气下陷或欲脱之危证，皆可用灸法，以扶助虚脱之阳气。临床上多用于治疗脱证和中气不足、阳气下陷而引起的遗尿、脱肛、阴挺、带下、久泻、痰饮等。

三是行气活血、消瘀散结。灸能使气机通畅，营卫调和，消散瘀结。所以临床常用于治疗气血凝滞之疾，如乳痈初起、瘰疬、瘿瘤等。

四是预防疾病、保健强身。无病施灸，可以激发人体的正气，增强抗病的能力，使人精力充沛，长寿不衰。《扁鹊心书·须识扶阳》说："人于无病时，常灸关元、气海、命门、中脘，虽未得长生，亦可保百年寿也。"

五是解表散寒、温中止呕。隔姜灸可用于外感表证及虚寒型呕吐、泄泻、腹痛等疾病。

六是清热解毒、杀虫疗癣。隔蒜灸可用于疮疡疖肿、毒虫咬伤等病证。对哮喘、肺痨、瘰疬等也有一定疗效。

小贴士 ♡

艾叶的选择：孟子曰："七年之病，必求三年之艾。"《本草纲目》也认为"凡用艾叶，须用陈旧者，治令细软，谓之熟艾。

若生艾,则易伤人肌脉"。一是应选择农历 4～5 月采摘;二是选新鲜、肥嫩的艾叶;三是捡除杂质,筛去尘土;四是发霉或腐烂艾叶不用;五是艾叶存在时间越长久越好。

灸法之所以最后选择艾还有其他的原因。灸对灸火的材料亦有所选择,至《黄帝虾蟆经》已载有松、柏、竹、橘、榆、枳、桑、枣等八木不宜作为灸火之说,因为其对人体有所伤害,所以逐渐被淘汰,但桑树灸在后世亦有用之者。槐木火灸,病疮易瘥,但艾叶熏灸则疗效最著,故以后才逐渐多用艾叶来代替其他灸疗。

(六)艾灸的三大作用特点

艾灸热刺激是一种非特异性刺激,通过激发体内固有的调节系统功能,使失调、紊乱的生理生化过程恢复正常。因此,艾灸作用不是艾灸刺激直接产生,而是通过体内介导的固有调节系统所产生,这就决定了艾灸作用的调节作用,并具有以下特点。

1. 双向调节作用 艾灸可以使穴位产生兴奋或抑制适宜的艾灸刺激作用于机体,其效应总是使偏离正常生理状态的生理生化功能朝着正常生理状态方向发展转化,使紊乱的功能恢复正常,即在机体功能低下的时候,艾灸可以使之增强,功能状态亢进的时候可以使之降低,但对正常生理功能无明显影响。艾灸的双向调节特点,是艾灸疗法无毒副反应的根本。

2. 整体调节作用 艾灸的整体调节特点包括两方面含义:一是指艾灸穴位可在不同水平上同时对多个器官、系统功能产生影响。二是艾灸对某一器官功能的调节作用,是通过该器官所属系统的甚至全身各系统的功能的综合调节而实现的。

3. 自限调节作用 艾灸调节有一定自限性,只能在生理调节范围内发挥作用。艾灸的调节能力必须依赖于有关组织结构的完整与潜在的功能储备,因为艾灸治病的机制是通过激发或诱导机体内源性调节系统的功能,使失调、紊乱的生理生化过程恢复正常。本质上是生理调节,这就决定了艾灸调节的自限性。

(七)灸疗的适应证

中医艾灸灸法应用范围广泛,病症无论寒热、虚实、阴阳、表里均可施灸,"药之不及,灸之所宜",《四部医典》云:"可施火灸疗法之病症,食积火衰浮肿水肿痞,胆寒头部四肢之黄水,痰核炭疽以及虚热证,疯癫健忘一切脉疾类,发热之后一般火灸除。总之风痰所转诸寒证,脉病黄水火灸堪称奇。"对艾灸疗法适应证阐述得已很清楚"凡属消化不良,胃火衰退、浮肿、水肿、寒性胆病(目微黄,不发热,消化不良,右上腹疼痛,大便色白)、疖痈、炭疽、虚热、疯狂癫证及热病后的多数疾病均适宜艾灸"。

总的来说灸疗对寒热虚实诸症都可应用,但无论用于何种疾病,医者都必须详察病情,细心诊断,根据患者的年龄和体质,选择合适的穴位和施灸方法,掌握运用适当的补泻手法和灸量,该灸则灸,以适合病症为原则。目前,灸治病症约在 200 种。①内科病症。感冒、急性细菌性痢疾、细菌性食物中毒、流行性腹泻、慢性支气管炎、支气管扩张症、肝硬化、支气管哮喘、呃逆、慢性胃炎、胃下垂、风湿性关节炎、冠心病、高血压病、流行性出血热、白细胞减少症、血小板减少性紫癜、血栓闭塞性脉管炎、肥胖症、甲状腺功能亢进症、慢性乙型病毒性肝炎、慢性溃疡性结肠炎、糖尿病、类风湿关节炎、艾滋病、硬皮病、中风、遗传性共济失调、急性脊髓炎、周围性面神经麻痹、面肌痉挛、雷诺病、红斑性肢痛、股外侧皮神经炎、肌萎缩性侧索硬化症、不宁腿综合征、精神分裂症、癫痫、慢性肾炎、肾下垂、阳痿。②外科病症。急性炎症、疖、指(趾)感染、急性淋巴管炎、颈椎病、骨折、切性腰扭伤、急性乳腺炎、压疮、狭窄性腱鞘炎、肱骨外上髁炎、骨关节炎、慢性前列腺炎、骨结核、血栓性浅静脉炎、腹股沟斜疝、痔、直肠脱垂、输血输液反应、乳腺增生病、前列腺肥大症等。精液异常症、恶性肿瘤、放射反应等。③皮肤病症。带状疱疹、白癜风、斑秃、银屑病、冻疮、神经性皮炎、寻常疣、黄褐斑、腋臭、鸡眼等。④妇产科病症。子宫脱垂、习惯性流产、外阴白色病变、胎位不正、功能性子宫出血、痛经、慢性盆腔炎等。⑤五官科病症。近视眼、麦粒肿、单纯性慢性青光眼、老年性白内障、过敏性鼻炎、萎缩性鼻炎、急性扁桃体炎、急性化脓性中耳炎、内耳眩晕症、颞下颌关节紊乱症、复发性口疮等。

(八)学会灸用艾炷和艾条的制作

1.艾炷的制作 制作艾炷的方法,一般用手捻。取纯净陈旧的艾绒置于平板上,用拇、食、中三指边捏边旋转,把艾绒捏成上尖下平的圆锥形小体,不但放置方便平稳,而且燃烧时火力由弱到强,患者易于耐受。手工制作艾炷要求搓捻紧实,耐燃而不易爆(图1-2)。

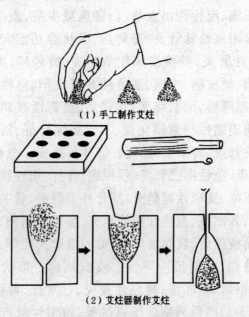

（1）手工制作艾炷

（2）艾炷器制作艾炷

图1-2　艾炷器制作流程图

　　此外,有条件的可用艾炷器制作。艾炷器中铸中锥形空洞,洞下留一小孔,将艾绒放入艾炷器的空洞中,另用金属制成下端适于压入洞孔的圆棒,直插孔内紧压,即成为圆锥形小体,倒出即成艾炷(图1-2)。用艾炷器制作的艾炷,艾绒紧密,大小一致,更便于应用。

　　根据临床的需要,艾炷的大小常分为3种规格,小炷如麦粒大,可直接放于穴位上燃烧(直接灸);中炷如半截枣核大;大炷如半截橄榄大,常用于间接灸(隔物灸)一般临床常用中型艾炷,炷高1厘米,炷底直径约0.8厘米,炷重约0.1克,可燃烧3~5分钟。

2. 艾条的制作 艾条是指用艾绒卷成的圆柱形长条(图1-3)。根据内含药物之有无,又分为纯艾条(清艾灸)和药艾条两种。一般长20厘米,直径1.5厘米。因其使用简便,不起疱,不发疮,无痛苦,患者还可以自灸,故临床应用更为广泛。

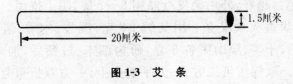

图1-3 艾 条

纯艾条:取制好的陈久艾绒24克,平铺在8寸(26厘米)长、8寸(26厘米)宽,质地柔软疏松而又坚韧的桑皮纸上,将其卷成直径约0.35寸(1.5厘米)的圆柱形(图1-4),越紧越好,用胶水或糨糊封口而成。

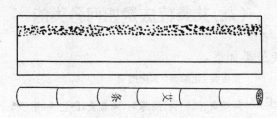

图1-4 纯艾条制作方法

药艾条:主要包括普通药艾条,太乙针,雷火针3种。

普通药艾条:取肉桂、干姜、木香、独活、细辛、白芷、雄黄、苍术、没药、乳香、川椒各等份,研成细末。将药末混入艾绒中,每支艾条加药末6克。制法同纯艾条。

中华太乙灸艾条:其药物配方历代各家记载各异。处方为:人参250克,参三七250克,山羊血62.5克,千年健500克,钻地风500克,肉桂500克,川椒500克,乳香500克,没药500克,穿山甲(土炮)250克,小茴香500克,蕲艾2 000克,甘草1 000克,防风2 000克,麝香适量等,共研为末。取纸(纸宽41厘米,长40厘米),内置药末约25克,卷紧成爆竹状,越紧越好,外用桑皮纸厚糊6～7层,阴干待用。

中华雷火灸艾条:用艾绒94克,沉香、木香、乳香、茵陈、羌活、干姜、穿山甲各9克,研为细末,过筛后,加入麝香适量等。取棉皮纸二方,一方平置桌上,一方双折重复于上。铺洁净艾绒于其上,拿木尺等轻轻叩打使其成一均匀的平方形,然后将药料匀辅于艾绒上,卷成爆竹状,外涂鸡蛋清,以桑皮纸厚糊6～7层,阴干勿令泄气待用(注:比艾条要粗大得多)。

(九)艾灸疗法是如何分类的

艾灸分类如下:

```
        ┌ 直接灸:化脓灸,非化脓灸
     艾炷灸┤ 间接灸:隔姜灸,隔蒜灸,隔盐灸,隔饼灸(附子灸、豆豉灸、
        └ 胡椒灸),黄蜡灸,硫黄灸
     艾条灸:温和灸、雀啄灸、熨热灸、太乙灸、雷火灸
灸法 ┤ 温针灸
     温灸器灸
     药物灸(药物发疱法):毛茛灸、斑蝥灸、白芥灸、蒜泥灸、蓖麻子灸
     灯草灸
```

（十）艾灸方法

1. 艾炷直接灸 艾炷直接灸即将艾炷直接放在穴位上灸（图 1-5）。为防止倾斜，施灸前可先在穴位局部皮肤上涂以少量大蒜汁、凡士林或清水，以增加黏附性或刺激作用。艾炷是用艾绒捏成的圆锥形小体，每燃烧尽一个艾炷称为"一壮"。一般以艾炷的大小和壮数来掌握刺激程度，一般灸7～9壮为宜，直接灸临床又分瘢痕灸、无瘢痕灸和发疱灸三种。

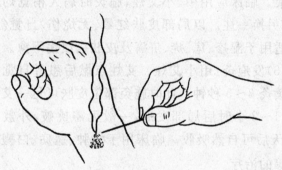

图 1-5 艾炷直接灸

（1）瘢痕灸（又称化脓灸）：用火点燃小艾炷，每壮艾炷必须燃尽，除去灰烬，再更换新炷。灸时可产生剧痛，术者可拍打施灸穴位四周（图 1-6），以缓解疼痛。待所需壮数灸完后，施灸局部皮肤往往被烧破，可予贴敷生肌玉红膏于创面，每日换药 1 次，1 周以后即可化脓，5～6 周灸疮结痂脱落，局部留有瘢痕。临床常用于瘰疬，皮肤溃疡日久不愈，疣、痣、鸡眼及局部难治之皮肤病。

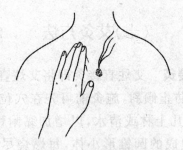

图 1-6　瘢痕缓痛拍打法

(2)无瘢痕灸:施灸后局部皮肤红晕而不起疱,且灸后不留瘢痕。临床应用中、小艾炷,施灸时病人稍觉灼痛即去掉艾炷,另换一炷。以局部皮肤红晕、无烧伤、自觉舒适为度。临床适用于湿疹、痣、疣、疥癣及皮肤病溃疡不愈。

(3)发疱灸:用小艾炷。艾炷点燃后患者自觉局部发烫时继续灸 3～5 秒钟。此时施灸部位皮肤可见一艾炷大小的红晕,1～2 小时后局部发疱,一般无需挑破,外敷消毒纱布3～4 天后可自然吸收。临床用于疮肿、瘰疬、白癜风、皮炎、疥癣等的治疗。

2. 艾炷间接灸　艾炷间接灸是用药物将艾炷与施灸腧穴部位的皮肤隔开而施灸的一种方法。此种灸法可产生艾灸与药物的双重作用,是临床广为应用的一种灸法(图 1-7)。

(1)隔姜灸:将鲜生姜切

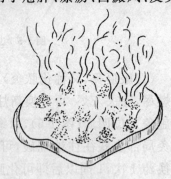

图 1-7　间接灸法

成3～4毫米厚的姜片,中间
以针刺数孔,放置穴位处或
患处,上置艾炷施灸(图1-
8)。病人感到局部灼热疼
痛,可将姜片稍提起,然后放
下再灸,灸完所规定的壮数,
至局部皮肤红晕为度。多用
于皮肤冷痛、虚寒性慢性病、
面瘫、冻疮、皮肤慢性溃疡、
疮癣等的治疗。

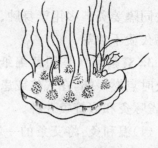

图1-8 隔姜灸

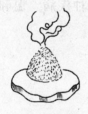

图1-9 隔蒜灸

(2)隔蒜灸:将鲜蒜切成
3～4毫米厚的片,中间以针刺
数孔,具体灸法同隔姜灸(图1-
9)。隔蒜灸后多有水疱,注意
皮肤护理,预防感染。多用于
治疗瘰疬、疮毒、皮肤红肿、瘙
痒、毒虫咬伤、肺结核等。

(3)隔盐灸:用纯净的食盐
填平脐中,或于盐上再置一薄
姜片,上置大艾炷施灸(图1-
10)。本法适用于阳痿不起、滑
泄、不孕、荨麻疹、瘙痒症,以及
美容、保健、抗衰老等。

(4)隔附子饼灸:将附子研
成粉末,加面、酒调和制成直径

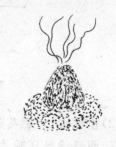

图1-10 隔盐灸

2～3 厘米、厚约 0.8 厘米的附子饼,中间以针刺数孔,具体灸法同隔姜灸。多用于身肿、面黑有尘的皮肤色素沉着病和疮疡久溃不敛等。

3. 艾条灸 是用薄绵纸包裹艾绒卷成圆筒形的艾条,施灸时点燃一端,在穴位或患处施灸。艾条灸法又分为温和灸、雀啄灸和回旋灸 3 种。

(1)温和灸:将艾条的一端点燃,对准施灸部位,距皮肤 1～2 厘米进行熏灸(图 1-11),使患者局部有温热感而无灼痛,一般每穴施灸 3～5 分钟,以皮肤红晕为度。多用于面瘫、眼袋、皱纹、白癜风、皮肤瘙痒症、雷诺病、斑秃、荨麻疹、血管炎、风疹及皮肤疱疹久不收口等多种疾病。温和灸多用于灸治慢性病。

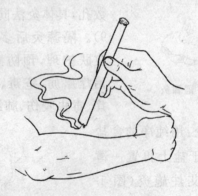

图 1-11 温和灸

(2)雀啄灸:点燃艾条一端后,与施灸部位并不固定在一定距离,而是像鸟雀啄食一样,一上一下地施灸称为雀啄灸(图 1-12)。雀啄灸多用于灸治急性病。

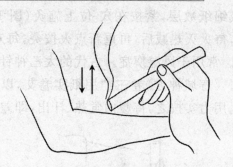

图 1-12　雀啄灸

(3)回旋灸法：又称熨热灸法是指将燃着的艾条在穴区上方作往复回旋的移动的一种艾条悬起灸法（图 1-13）。本法能给以较大范围的温热刺激。回旋灸的艾条，一般以纯艾条即清艾条为主，近年来，临床上也有用药艾条施灸，取得较好的疗效。其中，报道较多的为赵氏雷火灸法，以独特的配方研制成的药艾条作回旋灸，用于治疗某些五官科及妇科病症。

(4)实按灸：艾条灸之一种，将艾条（通常用药艾条）燃

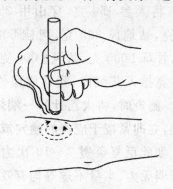

图 1-13　回旋灸法

着端,隔布或绵纸数层,紧按在穴位上施灸(图 1-14),使热气透入皮肉,待火灭热减后,再重新点火按灸,每穴可按灸几次至几十次。常用于风湿痹症。古代的太乙神针、雷火针灸法属此范畴。《寿域神方》卷三:"用纸实卷艾,以纸隔之,点穴于隔纸上,用力实按之,待腹内觉热、汗出,即差。"

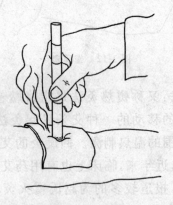

图 1-14　实按灸

(5)太乙针:用纯净细软的艾绒 150 克平铺在 40 厘米见方的桑皮纸上。将人参 150 克,穿山甲 250 克,山羊血 90克,千年健 500 克,钻地风 300 克,肉桂 500 克,小茴香 500克,苍术 500 克,甘草 1000 克,防风 2000 克,麝香少许,共为细末,取药末 24 克掺入艾绒内,紧卷成爆竹状,外用蛋清封固,阴干后备用。施灸时,将太乙针的一端烧着,用七层布包裹其燃着的一端,立即紧按于应灸的腧穴或患处,进行灸熨,针冷再燃再熨。如此反复灸熨 7～10 次为度。此法治疗风寒湿痹、顽麻、痿弱无力、半身不遂等均有效。

(6)雷火针:其制作方法与"太乙针"相同,惟药物处方有异。方用纯净细软的艾绒 125 克,沉香、木香、乳香、羌活、干姜、穿山甲各 9 克,共为细末,麝香少许。施灸方法与"太乙针"同。其适应证《针灸大成》载"治闪挫诸骨间痛,及风寒气痛而畏刺者"。临床上除治上症外,大体与"太乙针"主治相同。

4. 温针灸 温针灸又称"针上加灸""传热灸""烧针尾",是针刺与艾灸结合使用的一种方法(图 1-15)。适用于既需留针,又需施灸的疾病。操作方法是针刺得气后,将毫针留在适当的深度,将艾绒捏在针柄上点燃,直到艾绒燃烬为止。或在针柄上穿置一段长 1～2 厘米的艾条施灸,使热力通过针身传入体内,达到治疗目的。适应证比较广,如虚寒性病症,腰脊、关节、肢体冷痛,胃腹冷痛,闭经,痛经等证。

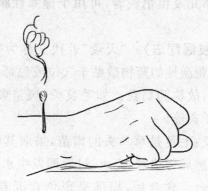

图 1-15 温针灸

5. 温灸器灸 温灸器灸又称"灸疗器灸""温筒灸",是一种特制的金属温灸器施灸的方法(图 1-16,图 1-17)。器具:温灸器的样式有多种,一般是用金属片制成的,分内外两层,都有数小孔,内层内侧装艾绒和药物,外层是保护层。样式虽多,原理相同(市场有出售)。

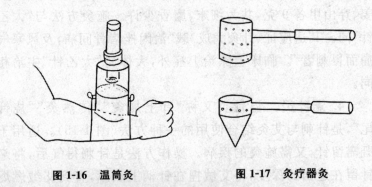

图 1-16 温筒灸 　　　　图 1-17 灸疗器灸

操作法:使用温灸器时,先将艾绒及药末放入小筒内燃着,然后在拟灸的腧穴或部位上来回熨烫,到局部发红为止。适用于妇人、小儿及惧怕灸者,可用于虚寒性腰痛、腹痛、关节痛等疾病。

6. 天灸(发疱疗法) "天灸"近代又称为"发疱疗法"。是用对皮肤有刺激性的药物敷贴于穴位或患部使局部充血、起疱有如灸疮,故称药物灸。如毛茛灸、斑蝥灸、白芥子灸、蒜泥灸、蓖麻子灸等。

(1)毛茛灸:毛茛是草乌头的嫩苗,采取其叶子揉烂,敷贴于皮肤。初感局部热辣、充血,过后即发生水疱。一般3～4天后自行愈合。愈合后,局部呈现色素沉着,逐渐消退。临床将药物敷贴在内关、大椎穴时可治疗疟疾,寒痹可贴于患处。

(2)斑蝥灸:斑蝥是一种甲虫,含斑蝥素,对皮肤有较强的刺激作用。用时研成末,用甘油调和敷贴于皮肤,发疱作用很强,用于治疗面瘫、癣等。

（3）白芥子灸：白芥子含挥发油，对皮肤有刺激作用，用时研末水调，发疱效果显著，用于治疗关节疼痛等。或调和其他药物，如白芥子 50 克，延胡索 50 克，细辛、甘遂各 25 克，共为细末入麝香少许，调匀，调敷肺俞、膏肓、百劳等穴治疗哮喘。

（4）蒜泥灸（图 1-18）：大蒜含精油，对皮肤有刺激作用。把大蒜捣成泥，敷贴皮肤能起疱。如贴鱼际穴处，使之发疱，可治疗喉痹；贴合谷穴处发疱，可治扁桃体炎等。

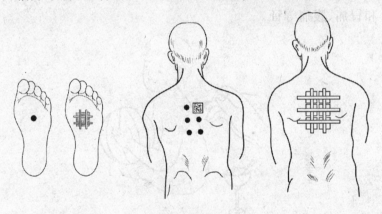

图 1-18　蒜泥灸

（5）蓖麻子灸：把蓖麻子去外壳，捣烂如泥备用。敷贴于百会穴治疗子宫脱垂、脱肛；敷贴于涌泉穴处治疗滞产等。

（6）其他：如甘遂粉敷贴中极治尿潴留；马钱子粉敷贴颊车、地仓穴治面神经麻痹；吴茱萸粉用醋调后敷贴于涌泉穴治疗高血压病、口腔溃疡、小儿水肿等；葱白捣烂敷贴患处治急性乳腺炎；五倍子、何首乌各等份研末用醋调成膏状，每晚睡前敷于脐中，次日晨取下，治小儿遗尿症；砂仁 30 克，白糖

50克,白矾10克,青背鲫鱼1条,混合一起捣烂成膏状分成3份,每次1份,分别敷贴于神阙、至阳穴上,盖纱布,以胶布固定,一日换药1次,治黄疸的阳黄,若阴黄可用胡椒(每岁1粒),麝香1克,雄鲫鱼1条,混合捣烂成膏,敷贴神阙、肝俞、脾俞穴等。

7. 灯草灸　灯草灸,又名十三元宵火。方法是用灯心草一根,以麻油浸之,燃着后于应灸的腧穴上爆之(图1-19)。功能疏风解表,行气化痰,清神止搐。多用于治疗小儿脐风和胃痛、腹痛等证。

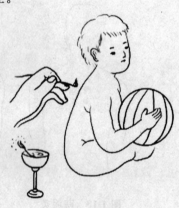

图1-19　灯草灸

小贴士

流行性腮腺炎中医学称"痄腮",是病毒经呼吸道侵入引起腮腺急性非化脓性传染病,好发于幼儿及学龄前儿童。冬春两季发病较多。多数患者无前驱症状而发现耳下肿大压痛;少数并发脑膜炎、睾丸炎、卵巢炎等。用灯草灸(图1-20)

预防、治疗流行性腮腺炎,不但疗效显著,且方法简单、便于操作。其具体做法如下。

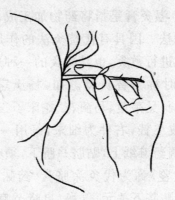

图1-20　流行性腮腺灯草灸

(1)取穴:取患侧角孙穴(即耳尖正上方处),双侧取双侧,预防治疗可任选一侧。

(2)操作步骤:将患侧耳壳向前曲折,耳尖正上方入发际处,用甲紫作标记,75％酒精消毒后,取灯心草3～4厘米,将一端浸入油中(麻油)约1厘米,用左手捏住灯草1/3处,点燃后迅速向穴位一触即起,随即发出"啪"的爆炸声,在施灸处出现一绿豆大小的小疱。灸后局部保持清洁,防止感染。

中医学认为,本病是由于外感时行温毒,更挟痰火积热,郁热壅阴少阳之络,循经外发而为病。角孙穴是手少阳三焦经穴,又是手、足少阳之会穴,灯草灸角孙穴,可宣散三阳之邪,而达解表散风,清热解毒,消肿散结之功。此治疗方法还能提高患儿的免疫、抗病能力。对预防、控制此传染病的流行,是一种行之有效的速捷的治疗方法。

8. 温灸膏 温灸膏是指将药物加工成膏药的形式进行贴灸的一种外治法。因具有代替灸法的作用故名。实际上是应用复方药物进行敷灸,也是冷灸的一种形式。代灸膏最早风于宋代,当时称为替灸膏。如《杨氏家藏方》载"替灸膏:……附子一两,吴茱萸、马蔺花、蛇床子三味各一分,木香一钱,肉桂去粗皮二钱,右件为细末,每用一大匙,先以生姜汁……作糊,方调药摊纸上,贴脐并脐下,须臾觉脐热为度。"至元代,《卫生宝鉴》称为代灸涂脐膏,药味相同,但剂量有别,认为以此膏"贴脐下关元、气海,自晓至晚,其火力可代灸百壮。"《瑞竹堂经验方》始称为代灸膏,也是上述六味药物同煎成膏,指出"临卧贴脐""每夜如此贴之,腰腹如灸百壮。"现代,不仅代灸膏配方有了较大的发展,而且,制作工艺更是运用了现代手段。温灸膏可用于风寒阻络所致腰背、四肢关节冷痛及风寒内停引起的脘腹冷痛,虚寒泄泻;慢性虚寒型胃肠炎、慢性风湿性关节炎见上述证候者。

(十一)灸法的补泻法

灸法治病同针法一样,手技是关键。灸疗补泻与操作中的除疾和艾火的大小及壮数的多少密切相关。灸疗的补泻的具体操作方法,分为两个方面。

补法多采用刺激性较弱的灸疗,泻法则采用刺激性较强的灸疗,使患者产生强烈的温热刺激。前者灸至皮肤略红即可,后者则以灸后发泡或形成灸疮为宜。临床与实验均证实,灸疗能提高机体免疫力,增强机体代偿能力,从而强壮人体正气。故一般来讲,灸疗多为补法。如温针灸、直接灸中的无瘢痕灸、电热灸、日光灸、艾条灸的温和灸、回旋灸、铝灸及各种代灸膏等,使患者产生温和舒适感。更为典型的是某些隔药物灸与敷灸的补泻。须根据隔物灸与敷灸时所用的药物,按药物的性味、功效、主治等予以选用。

选用偏重于泻的药物进行隔物灸或敷灸,就能起到泻的作用。如甘遂敷灸则多用于逐水泻水;选择偏重于补的药物进行隔物灸或敷灸就能起到补的作用。如附子饼隔物灸则多用于补虚助阳。治厥逆、阳痿、遗精;隔姜灸温经散寒;丁香敷灸温中降逆、温肾助阳而治虚寒腹泻、阳痿、阴冷。五倍子敷灸固精敛汗而治遗精、遗尿、自汗、盗汗;由胡椒温中散寒而治心腹冷痛等。但也有一些旨在软坚散结、消瘀止痛、祛腐排脓的灸疗可列为泻法,如化脓灸、艾条灸中的雀啄灸、灯火灸。还有隔蒜灸解毒消肿杀虫而治痈疽疔肿癣疮,斑蝥敷灸攻毒蚀疮、破血散结而治痈疽、咽喉肿痛、瘰疬;毛茛敷灸利湿消肿止痛而治鹤膝风、恶疮痈疽、胃痛,石龙芮敷灸解毒消肿而治痈肿疮毒、蛇虫咬伤;威灵仙敷灸祛风除湿、通经止痛而治风湿痹痛,板蓝根敷灸清热解毒而治腮腺炎;甘遂敷灸泻水逐饮而治水肿,薄荷敷灸疏散风热而治流感等。

灸疗是以中医脏腑经络基础理论为指导的一种治疗方法,因此使用时,首先要根据疾病的痛位、病性等,辨证选穴,合理运用补泻这样才能收到预想的效果。

(十二)艾灸疗法的治疗体位

艾灸时患者体位选择的是否适当,对腧穴的正确定位,施术操作,以及防止意外等都有很大影响,如病重体弱或精神紧张的病人,采用坐位,易使病人感到疲劳。又如体位选择不当,在施术过程中给病人带来不适。因此根据处方选取腧穴的所在部位,选择适当的体位,既有利于腧穴的正确定位,又便于灸疗的操作和较长时而不致疲劳为原则,临床上常用的体位,主要有以下几种。

(1)仰靠坐位(图1-21):适用于头、面、颈前和上胸部的穴位。

(2)俯伏坐位(图1-22):适用于头顶、后项和背部的穴位。

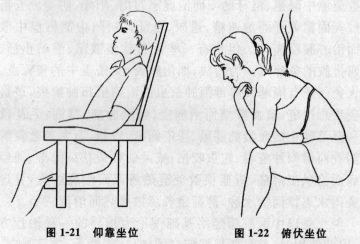

图 1-21　仰靠坐位　　　　图 1-22　俯伏坐位

(3)侧卧位(图1-23):适用于侧身部以少阳经为主的穴位。

(4)仰卧位(图1-24):适用于胸腹部以任脉、足三阴经、阳明经为主的穴位。

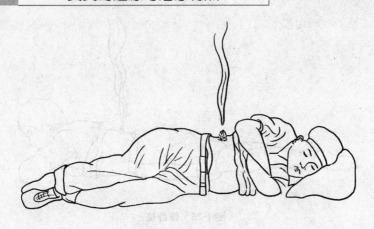

图 1-23　侧卧位

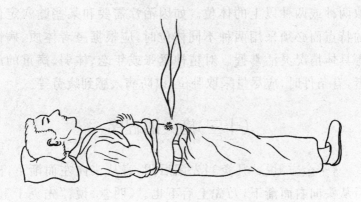

图 1-24　仰卧位

（5）俯卧位（图 1-25）：适用于背腰部以督脉、太阳经为主的穴位。

在临床上除上述常用体位外，对某些腧穴则应根据腧穴的具体不同要求采取不同的体位。同时也应注意根据处方

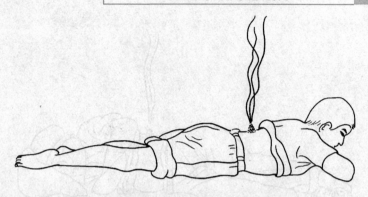

图 1-25 俯卧位

所取腧穴的位置,尽可能用一种体位而能灸完时,就不应采取两种或两种以上的体位。如因治疗需要和某些腧穴定位的特点而必须采用两种不同体位时,应根据患者体质、病情等具体情况灵活掌握。对精神紧张或年老、体弱、病重的患者,有条件时,应尽量采取卧位,以防病人感到疲劳等。

(十三)施灸的程序

《千金方》说:"凡灸当先阳后阴,言从头向左而渐下,次后从头向右而渐下,乃先上后下也。"《明堂》说:"先灸于上,后灸于下,先灸于少,后灸于多。"《医学入门》说:"灸则先阳后阴,先上后下,先少后多。"

先阳后阴,先上后下,先少后多三者,确属灸疗操作之常规。"先阳后阴"者,即阴平阳秘,而无亢胜之弊。"先上后下"者,即先灸头面躯干部后灸四肢部或先灸头面与胸部后灸腹部和下肢部。因半身以上同天之阳,半身以下同地之阴,灸之俾阴升阳降,水升火下,水火既济,天地始可交泰。"先少后多"者,即初灸者壮数宜先少后多,艾炷宜先小后大,以便患者逐渐适应,这是一般施灸常法。然病情有轻、重、缓、及之分,治则有标、本、缓、重之别。盖"治病必求于本"。诸如急则治其标,缓则治其本;或先治其本,后治其标;或先治其标,后治其本;或标本兼治。因此。其壮数之多,艾炷之大小,亦不宜拘泥固定,关键在于辨证论治,灵活运用,才能取得应有的疗效。

(十四)艾灸出现灸疮、晕灸如何处理

1. 灸疮的处理 灸疮是将我们身体里的病邪祛除体外的一种表现,常表现为起疱甚至流脓。古代中医有"灸疮若发,去病似把抓"之说。还有"若要身体安,三里常不干"说的都是瘢痕灸。古代的瘢痕灸出现灸疮是很正常的,甚至有人一定要灸到流脓生疮才认为能排出病邪达到效果。

灸疮是由于湿气、寒气重,经络不通而造成的大的或小的水疱,是身体里病邪往外发的表现。湿寒之气属于邪,阳气属于正,正要把邪逼出来,就会出现灸疮。邪气排出体外需要一个通道,灸疮就是这个通道。当然,我们在做灸的时候也会尽量避免灸疮的出现,毕竟在现代来说,忙碌的生活中出现灸疮会带来一些不便。

出现灸疮后可以按照以下方法来处理:施灸后,局部皮肤出现微红灼热,属于正常现象,无需处理。如因施灸过量,时间过长,局部出现小水疱,只要注意不擦破,可任其自然吸收。如水疱较大,可用消毒的毫针刺破水疱,放出水液,或用

注射针抽出水液,再涂以甲紫,并以纱布包敷。如用化脓灸者,在灸疮化脓期间,要注意适当休息,加强营养,保持局部清洁,并可用敷料保护灸疮,以防污染,待其自然愈合。如处理不当,灸疮脓液呈黄绿色或有渗血现象者,可用消炎药膏或玉红膏涂敷。

2. 晕灸的预防与处理 晕灸是不多见的一种针灸不良反应。多为轻症,但也有证候较严重者,应引起注意。其临床表现,预防及处理之法大致与晕针类似。

(1)晕灸原因:关于晕灸的原因,《标幽赋》曾云:"空心恐怯,直立侧而多晕。"其常见者有下列几种。

①体质原因:为最主要的诱因之一。体质虚弱,精神过于紧张、饥饿、疲劳,特别是过敏体质,血管神经功能不稳定者。不少无明显原因的晕灸者,往往可从体质中找到原因。

②刺激原因:穴位刺激过强,可致晕灸。所谓过强,因各人情况不一,很难度量比较。在刺激的种类上,以艾灸多见。

③体位原因:一般来说,正坐位或直立施灸时易发生晕灸。

④环境原因:环境和气候因素也可促使晕灸,如气压低之闷热季节,诊室中空气混浊,声浪喧杂等。

(2)晕灸临床表现:一般分为以下3期。先兆期:头部各种不适感,上腹部或全身不适,眼花,耳鸣,心悸,面色苍白,出冷汗,打呵欠等。有些患者可无先兆期。发作期:轻者头晕胸闷,恶心欲呕,肢体发软凉,摇晃不稳,或伴瞬间意识丧失;重者突然意识丧失,昏扑在地,唇甲青紫,大汗淋漓,面色灰白,双眼上翻,二便失禁;少数可伴惊厥发作。后期:经及时处理恢复后,患者可有显著疲乏,面色苍白,嗜睡及汗出。轻症则仅有轻度不适。

晕灸大多发生于针灸过程中,但也有少数患者在取针后数分钟乃至更长时间始出现症状,被称为延迟晕灸,应特别注意。

(3)晕灸的预防:早在《黄帝内经》中,曾用不少篇幅提及晕针的预防:"无刺大醉,令人气乱;无刺大怒,令有气逆;无刺大劳人,无刺新饱人,无刺大饥人,无刺大渴人,无刺大惊人"(《素问·刺禁论》)。其实同样适于晕灸。现代主要从心理和生理上进行预防。

①心理预防。主要针对有猜疑、恐惧心理者,或针灸时哭笑、惊叫、颤抖、躲避、肌肉痉挛,伴有瞳孔、血压、呼吸、心跳、皮温、面色、出汗等自主神经系统和内分泌功能改变者。均可作预先心理预防,以避免出现晕针等不良反应。

● 语言诱导。施灸前,先耐心给患者讲解针灸的具体方法,说明可能出现的针灸的感觉、程度和传导途径,以取得患者的信任和配合。

● 松弛训练。对好静、压抑、注意力易于集中、性格内向的患者,令其凝视某物体,待其完全进入自我冥想(入静)状态后,始行灸刺。

● 转移注意力。对急躁、好动、注意力涣散、性格外向的患者,可令患者作一些简单的快速心算,或向其提出一些小问题,利用其视、听觉功能和思维活动等,转移其注意力,促进局部组织放松。

②生理预防。饥饿患者,灸前宜适当进食;过度疲劳者,

应令其休息至体力基本恢复。特别对有晕针或晕灸史者,最好采取侧卧位,简化穴位,减轻刺激量。

(4)晕灸的处理方法:在施灸过程中,一旦患者有先兆晕灸症状,应立即处理。灸疗结束后,最好能嘱患者在诊室休息5~10分钟后始可离开,以防延迟晕灸。

①轻度晕灸 应迅速停止施灸,将患者扶至空气流通处。抬高双腿,头部放低(不用枕头),静卧片刻,即可。如患者仍感不适,给予温热开水或热茶饮服。

②重度晕灸 即停灸后平卧,如情况紧急,可令其直接卧于地板上。据我们多年体会,此类患者在百会穴艾灸有较好的效果。方法是用市售药艾条,点燃后在百会上作雀啄式温灸,不宜离头皮太近,以免烫伤,直至知觉恢复,症状消退。如必要时,配合施行人工呼吸,注射强心剂及针刺水沟、涌泉等。

3. 灸疗过敏如何处理 近年来,陆续有报道,采用艾灸、穴位注射等法,可以诱使机体出现程度不等的过敏反应。虽然预后一般良好,但有时也可出现较重的证候,值得注意。最近亦有单纯毫针刺引起过敏性反应的报道。下面重点介绍引起艾灸过敏的原因、临床表现及预防处理之法。

(1)原因

①体质原因。导致过敏反应的主要原因是患者本身具有过敏体质,多有哮喘,荨麻疹史或对多种药物,花粉过敏史。

②药物原因。一般指艾灸致敏。可能因为艾叶中含有某些致敏物质,有人曾将温灸盒盖的烟油取下,敷于曾因艾

灸导致急性荨麻疹的患者的前臂内侧,结果10小时后,被敷处发痒难受,并出现过敏性皮疹,证实可引起过敏。

(2)临床表现:以过敏性皮疹最为常见,表现为局限性(穴位周围区域)的红色小疹,或全身性的风团样丘疹,往往浑身发热,瘙痒难忍,重者可伴有胸闷,呼吸困难,甚至面色苍白,大汗淋漓,脉象细微。

过敏反应出现的时间:穴位注射常发生于即刻或不久,艾灸则须一至数小时,文献报道最长者达10小时。有因艾灸引起过敏者,以后往往可以在艾灸治疗时反复出现。

(3)预防方法

①询问病史。艾灸前,应仔细询问病史,了解有无过敏史,特别对艾灸有无过敏史。如原有穴位注射过敏者,亦应慎用艾灸疗法。

②慎察先兆。艾灸或穴位注射过程中,如出现过敏反应先兆时,应立即停止艾灸疗法或注射。

(4)处理方法:有局部或全身过敏性皮疹者,一般于停止艾灸后几天内自然消退。在此期间宜应用抗组胺,维生素C等药物,多饮水。如兼发热,奇痒,口干,烦躁不安等症状时,可适当应用皮质激素,如泼尼松,每日服20～30毫克。中药凉血消风方剂也有效果。当表现为面色苍白,大汗淋漓,脉象细微时,除肌内注射抗组胺药物外,可肌内注射或静脉注射肾上腺素,必要时,注射肾上腺皮质激素等药物。

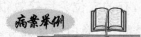

病案举例

李某,女,30岁。1975年3月18日初诊。患者妊娠8

个月,于3月17日经某医院产科检查胎位为臀位,嘱患者回家每日早晚取膝胸卧位20分钟。翌日晚,患者自用市售艾条,灸至阴穴20分钟,约1小时后,觉胸背,四肢瘙痒。第三日晨,眼睑,口唇及面部浮肿且痒,背胸、腰及四肢发生风团样丘疹,瘙痒难忍。拟诊为急性荨麻疹,予中药3剂服用,停用艾灸后,诸症状消失。夜间,她自拿艾条灸至阴穴,上述症状复现,且较前严重,并伴胸闷,呼吸困难。自述外阴亦肿,排尿困难。既往无过敏史。予服中药6剂后,症状消失

(十五)艾灸的三大禁忌

一是病情禁忌:由于灸法是属于温热刺激,而热能伤阴,故阴虚阳亢和邪热内炽的病症皆不可灸。如阴虚痨瘵,咯血吐血,心悸怔忡,多梦遗精,中风闭证,高热神昏等证。如热病而误用灸法,致损阴血,助益有余之阳,甚则火毒内攻而成坏病。所以在临床应用时,必须细察病情,随证论治。

二是部位禁忌:凡颜面、眼区、重要脏器、血管浅在、筋腱所在部位,以及妇女妊娠期的少腹部、腰尻部、乳头、阴部等均不宜施灸。

三是穴位禁忌:如头维、人迎、哑门、睛明、攒竹等穴,均不宜灸。根据《针灸大成》记载有45穴,《针灸集成》记载有53穴。可是在这些禁灸穴位当中,有的穴位灸后疗效很好,并没有发生意外,如灸少商治疗鼻衄,灸隐白治崩漏等。所以古人提出的禁灸穴位,仅供参考。

（十六）艾灸疗法注意事项

灸疗虽然法简方便，但在临床应用时，尚须注意以下各点，以保证其安全有效。

施灸前根据患者的体质和病情，选用合适的灸疗之法，并取得患者的合作。施灸前根据病情，选准穴位，令患者充分暴露施灸的部位，并采取舒适的、且能长时间维持的体位。

腰背、腹部施灸，壮数可多；胸部四肢施灸壮数宜少；头颈部更少。青壮年施灸壮数可多，时间宜长；老年人、小儿施灸壮数应少，时间宜短；孕妇的腹部和腰骶部不宜施灸。

颜面部，心区，大血管部和肌腱处不可用瘢痕灸，禁灸或慎灸穴位应慎用。

对于昏迷、局部知觉迟钝或知觉消失的患者，注意勿灸过量，避免过分灼伤，引起不良后果。尤其对老年人、小儿患者更应如此。

施艾灸时，要注意防止艾火脱落灼伤患者或烧坏患者衣服和诊室被褥等物。

非化脓灸时，灸灼过度使局部出现水疱，如水疱不大，可用甲紫药水擦涂，并嘱患者不要抓破，一般数日后即可吸收自愈；如水疱过大，宜用消毒针具，引出水疱内液，外用消毒敷料保护，也可在数日内痊愈。

凡化脓灸后在化脓期或灸后起疱破溃期，均应忌酒、鱼腥及刺激性食物，因为这些食物能助湿化热、生痰助风，并可刺激皮肤不良反应，从而使创面不易收敛或愈合。

艾炷或艾条灸治疗结束后，必须将燃着的艾绒熄灭，以防复燃事故发生。

（十七）关注灸后调养三个要素

一是灸后休息要保障：灸后，尤其是重灸后对机体来说是一个较强的刺激，必然要消耗大量元气，以疏经通络，平衡阴阳。因此，就必须保证充分休息，减少不必要的能量消耗，有利于休养生息。结合现代生活特点，主要应做到以下几点：尽量减少过度工作、加班、熬夜等；每天上网，打游戏，看电视等娱乐的时间不应超过 2 小时；每天睡眠时间应保持在 8～10 小时，充足高质量的睡眠是恢复生命活力的最佳途径；保持适度的性生活。

二是灸后锻炼要适度："生命在于运动"。任何疗法也代替不了运动，运动几乎可以代替任何疗法的作用。但是，灸后运动量不宜过大，提倡以散步、打拳、静坐吐纳等舒缓的运动为主，贵在循序渐进，持之以恒。每天运动量控制在散步 5～10 千米，打太极拳约 1 小时，静坐吐纳放松约半小时。

三是灸后饮食要得当：艾灸之后由于人体元气消耗较大，所以很多人会在灸后出现疲乏，胃口大开的情况，这是应及时补充高质量的蛋白质，以恢复体力。但是切忌不加节制的摄入大量肥甘厚味，诸如油炸食品，海鲜，烧烤、甜点等食品，还要远离烟酒、辛辣、生冷之物，也就是中医常说的要"忌口"。一定要坚持以清淡、易消化饮食为主，每餐以六七成饱为度，也可以少吃多餐，尤其晚餐不能吃太多。对于中老年患者，常伴有高血压、高血脂和糖尿病，饮食方面更要精打细算，管好自己的嘴，就是管好了健康。

(十八)中国古代的艾灸治疗名医大家

曹翕灸法

曹翕,三国时期魏国人、曹操的儿子,擅长灸法,著作有《曹氏灸经》,这本书在《隋书·经籍志》《江南通志》均有书名的记载;曹翕还著有《十二经明堂偃侧人图》。其中《曹氏灸经》和《十二经明堂偃侧人图》这两部医籍都是阐述针灸学内容的,可惜都已经亡佚。

曹翕对灸法有较为深刻的研究,所著成的《曹氏灸经》是继先秦《足臂十一脉灸经》《阴阳十一脉灸经》之后的又一部灸法专著,总结了先秦至三国期间灸疗实践中的丰富经验,填补了先秦至三国期间灸法学专著的空白,同时也为两晋、南北朝时期灸法学的兴盛起了良好的先导作用。

较之《足臂十一脉灸经》和《阴阳十一脉灸经》,《曹氏灸经》在治疗部位上较前者明确,治疗病种上也较前者增多,特别是对于穴名及灸量的记载,更是前者所没有的。《曹氏灸经》的部分内容被保留在晋·葛洪的《肘后备急方》、晋·陈延之的《小品方》、隋·杨上善的《黄帝内经太素》和唐·孙思邈《千金要方》等医著中。参照这些文献中所辑录的内容,可以看到《曹氏灸经》不仅对疾病的治疗有极为详尽的阐述,而且对灸穴的名称、定位、施灸壮数等都有完整的叙述。另外,对于灸法的禁忌、禁灸的原因等都作了明确的记载。

曹氏灸法所提倡的一个新特点是:施灸壮数要按疾病的种类与轻重程度而定,不能限定一个固定的数量,多的壮数达五十至百壮以上,少的仅有几壮。或许是在《曹氏灸经》的启发下,后世出现了葛洪、鲍姑、陈延之、僧深师等一批竭力倡导灸法的医家。并且,直到唐代王焘所提出的"弃针重灸"的观点,也是或多或少是受到了《曹氏灸经》的影响,当然,这应当与两晋、南北朝时期灸疗医家辈出有直接的关系。可见,《曹氏灸经》在当时流传很广泛,促进了灸法的发展,对两晋、南北朝以致唐朝的灸法盛行起到了推动作用。

鲍姑灸法

著名东晋道教学者、炼丹家医药学家葛洪之妻,其灸学成就高于其夫葛洪,葛洪名著《肘后备急方》(书名的意思是可以常常带在身边的应急书,或理解为应当常备的实用工具书),其中大部分有关灸疗学的论著后人疑是来自鲍姑,其使用浅显易懂的语言,清晰明确的注明了各种灸的使用方法,并第一次提出了"百姓用灸"的学术观点,书中明确指出只要弄清灸的分寸,不懂得针灸的人也可以使用。鲍姑作为葛洪的夫人,虽未曾著书立说,但也对灸法的贡献巨大,她发明了灸疗史上的第一个施灸工具"瓦甑",为后代一切艾灸工具的奠基人,后人为了纪念鲍姑的医学成就,在州的越秀山下的三元宫内修了一座鲍姑祠,以示纪念。

孙思邈灸法

唐代大医学家,被后世尊为"药王",京兆华原人(今陕西耀县人),其所著《千金要方》中有大量的灸疗内容,明确提出了"灸"和"药"的结合疗法,首创了"隔蒜灸""隔盐灸""豆豉灸"等方法,其"针、灸、药"三位一体的治疗手段被后人大力推崇,其曾有"若针而不灸,灸而不针,皆非良医也,针灸而不药,药而不针灸,尤非良医也,知针知药,固是良医"的精辟说法。

孙思邈大量填补了唐朝以前灸疗理论的空白,对发展灸疗作出了重要贡献。注重疾病的预防和早期治疗,是孙氏的重要学术思想。他说:"上工医未病之病","神工则深究萌芽"。第一个提出用灸预防传染病的方法:"凡入吴蜀游官,体上常须三两处灸之,勿令疮暂瘥,则瘴疟、温疟、毒气不能着人也,故吴蜀多行灸法。"后世"若要安,三里常不干"的脍炙人口的保健灸法,就是在这个基础上发展起来的。又如小儿脐风预防灸法,书中指出:"和洛关中土地多寒,儿喜病痉,其生儿,三日多逆,灸以防之,又灸颊车以防噤。"

孙氏不仅对寒证应用灸法,对于热证也不一概避灸法,再其著作中可看到很多热证用灸的处方,说明对灸法用于热证有其独到见解,主要使用于以下几种热证。

一是痈疽施灸:《千金翼方·卷二十八》云:"凡卒患腰肿附骨肿痈疽节肿风游毒热肿,此等诸疾,但初觉有异,即急灸之立愈。"

二是脏腑实热施灸:《千金方·卷十四》:"小肠热满,灸阴都,随年壮。"

三是狂证施灸:《千金翼方·卷二十七》云:"狂邪发无常,披头大唤欲杀人,不避水火者,灸间使,难(男)左女右,随年壮。"

四是虚内热施灸:《千金方·卷二十一》云:"消渴,口干不可忍着,灸小肠俞百壮。"

　　五是湿热证施灸：《千金方》云："治黄疸，巨阙灸七壮。"

　　孙思邈于《千金方》中充实了《肘后方》隔物灸，如治疗发背的隔豆豉饼灸、治痈疽的隔附片灸。

窦材灸法

　　窦材，南宋真鼎（今河北省正定县）人，著有《扁鹊心书》，主要介绍灸法。

　　（1）温补脾肾，艾灼第一：窦氏论述了用灸养阳的方法。提出"人以脾为母，以肾为根"；"脾为五脏之母，肾为一身之根"；"脾肾为人一身之根蒂"。因而特别注重温补脾肾之阳。窦氏强调治病以"艾灼第一"。他说："医之治病用灸，如做饭需薪"；"保命之法，艾灼第一，丹药第二，附子第三"；"世有百余种大病，不用灸艾丹药，如何救得性命，劫得病回？"。窦氏认为"非寻常药饵所能救，"需用灸法取效。对于"肺伤寒"，也"非药可疗"，宜用灸法。窦氏重灸，从理论到实践，从预防保健到临床治疗，都反映了"灼艾第一"的思想。

　　（2）用穴量少，施灸壮多：如"一老人，腰腿痛，不能行步令灸关元三百壮，更服金液丹，强健如前。""一人患肺伤寒，头痛、发热、恶寒，咳嗽，肢节痛，脉沉紧，服华盖散、黄芪建中汤略解，至五日，昏睡谵语，四肢微厥，乃肾气虚也，灸关元百壮，服姜附汤使汗出，愈。"他认为："世俗用灸不过三五十壮，殊不知去小疾则愈，驻命根则难，凡大病宜灸脐下五百壮，补接真气，即此法也，若去风邪四肢小疾，不过三五七壮而已。"为减少多壮灸给患者造成的痛苦，窦氏创立了一种灸前麻醉法，即口服"睡圣散"，使人昏睡，然后施灸，可无痛苦，这是灸法应用麻醉的最早记载。

（3）病宜早灸，灸可防病：认为治阴毒灸"迟则气脱，虽灸亦无益矣；气脱须早治，迟则元气亦脱，灸亦无益矣；虚劳须早灸，迟则无益"。书中提到一伤寒用灸过迟终致脏气败绝而死亡。"一人患伤寒至六日，脉弦紧身发黄自汗亦太阴证也，点命关穴，病人不肯灸，伤寒惟太阴少阴二证死人至速，若不早灸，虽服药无效，不信，至九日泻血而死"。

窦氏于书中提出，常灸关元、气海、命关、中脘，可防病摄生，并根据年龄的不同，提出了用灸的间隔时间及施灸壮数："人至三十，可三年一灸脐下三百壮；五十可二年一灸脐下三百壮；六十可一年一灸脐下三百壮，令人长生不老"。

许叔微灸法

许叔微，宋代，今江苏仪征人，著有《伤寒发微论》《伤寒百证歌》《伤寒九十论》《普济本事方》等书。许氏师法仲景，故灸法用于阴证为其主要学术思想。强调"阴毒""阳微""阴证"最宜用灸的论点，而成为我国针灸史上温补派的先驱。

（1）阴证用灸：《本事方·阴毒沉困论》指出："阴毒证，则药饵难为功矣。但于脐中灼艾，如半枣大，三百壮以来，以手足和暖为效"。此证类似现代医学中的中毒性休克，故急宜回阳固脱。这里不仅说明该危重症非艾灸不能治疗，而且表明用艾灸还可以预测转归。

（2）灸补肾阳：许氏认为只要是肾阳不足证，均可用灸。《本事方》云："治肾气不足，气逆上行，头痛不可忍，谓之肾厥。"此证再用玉真丸的同时，还要灸关元百壮，以加强温补肾阳的作用。令记载他本人患肾虚腰痛的治验即是证明："戊戌年八月，淮南大雨，城下浸灌者连月，予忽脏腑不调，腹中如水吼数日,调治得愈,自此腰痛不可屈折,虽颊面亦相仿。服遍药不效,如是凡三月。预后思之,此必水气阴盛,肾精赶此而得,乃灸肾俞三七壮,服此药差。"

杨继洲灸法

杨继洲(1552—1620),名济时,字以行,三衢(今浙江衢县)人。明针灸学家。世代从医,祖父杨益,太医院御医,著《集验医方》刊行于世。父亦业医。家藏秘方、验方与医学典籍极富。继洲科举受挫,弃而潜心攻医书,研医术,卓然有悟,尤擅针灸。治病常针、二灸、三服药,有神效。杨继洲搜集历代针灸文献,取材于《素问》《难经》要旨,结合实践,以家传《卫生针灸玄机秘要》为基础,编著《针灸大成》10卷。杨继洲认为灸法的作用是散郁。

一是论灸法之理:《针灸大成》云:"针所不为,灸之所宜。陷下则灸之。阴阳皆虚,经陷下者,火则当之。经络坚紧,火所治之。"

二是论点穴与体位:灸疗效果的好坏,和取穴的准确与否关系很大,因此,必须取准穴位。还必须嘱咐病人可移动体位。"凡灸法,坐点穴,则坐灸;卧点穴,则卧灸;立点穴,则立灸。"

三是论施灸先后:关于施灸顺序,主张先上后下、先阳后阴、先少后多。

四是论灸后调养:强调施灸后需注意安静调养,吃清淡食物。

王焘灸法

王焘,唐代医学家,著有《外台秘要》。太宗时侍中王圭之孙,幼年多病,因嗜医学,数从高医游,厥精其术。后任徐州司马,累迁给事中,邺郡刺史,并任职于尚书省兰台二十余载,得以博览弘文馆所藏医籍。后广搜古医方数十家,当代方书数千卷,撰成《外台秘要》四十卷,乃集唐以前方书大成之作。

(1)重灸轻针:王焘是重灸派,其观点唯取灸法,《外台秘要中风及诸风方一十四首》中提出灸为"医之大术,宜深体之,要中之要,无过此术"。《外台秘要》卷三十九说:"故汤药攻其内,以灸攻其外,则病无所逃,知火艾之功,过半于汤药矣。"《外台》四十卷中所载临床诸科病症的治疗,均收录相关的灸疗方法,《外台》在其所载灸疗方法中,运用的病种十分广泛,方法极为灵活,而且多有发挥。王氏"重灸轻针"的思想在其卷三十九"《明堂》序"文中表露得十分明白,认为"针法古来以为深奥,今人卒不可解。《经》云:针能杀生人,不能起死人。若欲录之,恐伤性命,今不录针经,唯取灸法。"王焘在《外台》中只论述灸法,是对灸疗的重视,亦是两晋、南北朝灸法大发展的必然趋势,也是王焘继承发展《灵枢》《甲乙经》《千金方》、甄权、杨玄操等先贤灸法的写实。王焘认为针刺技术不是所有人都能熟练掌握得了的。而且针刺使用不当,会有"能杀生人,不能起死人"之虞。因此"若欲录之,恐伤性命,今并不录针经,唯取灸法"。王焘面对文化水准很低的劳苦民众,从实际出发,为使更多的黎民百姓能自如地应用简、便、廉、验的灸法进行保健医疗,自我救护的现实出发,在其《外台》中不录深奥、有杀人之险的针刺方法,而唯取灸疗是有其当时的社会意义的。

（2）首载"四花"灸法："四花"灸法源于唐代崔知悌《骨蒸病灸方》的"四花"穴，最早载于王焘《外台》卷十三"灸骨蒸法图四首"，并注明是"崔氏别录灸骨蒸方图并序中书侍郎崔知悌撰"。后来《苏沈良方》《针灸资生经》《针灸聚英》均有收载。据《外台》所载此四穴以绳度量定位，取膈俞（双侧）、胆俞（双侧）。以艾炷直接灸之，四穴同时点燃，犹如四朵火花，故名曰："四花灸"。这种灸疗方法具有温经通络，活血化瘀，补益气血，健脾益肾，除痰止咳等功效，故后世将其广泛地应用临床，尤其是对多种慢性虚劳性疾病，有很好的临床疗效。《外台》原载有图，后已遗失。

（3）阐述施灸壮数规律：灸疗时，艾炷的大小，所灸壮数的多少，既可根据病情而定，也可据病程而定，还应当"随年壮"，结合病人年龄的长幼、体质的强弱而定，所以《外台》卷三十九指出："凡灸有生热，候人盛衰及老少也。衰老者少灸，盛壮肥实者多灸。"还据"月生""月死"的月相变化增减艾灸的壮数灸法，将人与自然相通应的理论付之于灸疗实践。此外，还记载有因时灸法、瘢痕灸诸法，以及灸疗的禁忌证等。王焘的重灸学说推动了针灸的发展。

罗天益灸法

罗天益，仅河北省保定市人，元代医学家，为东垣弟子，著有《卫生保鉴》一书。罗氏师承东垣，认为元气是健康之本，脾胃衰则元气衰，元气衰则疾病生，故十分重视脾胃气。在治疗时除运用补中益气升阳等方药外，常施灸法，辅助药物之不及，这是对东垣学说的一种发展。《卫生保鉴》指出：灸气海以生发元气、滋荣百脉；灸胃募中脘以助胃气，引清气上行；灸胃之合穴足三里亦助胃气，又引气下行。三穴配伍，共奏温养脾胃、强壮补虚、升提中气、调和阴阳之功，是统治脾胃气虚的良方。如："胃中有热治验"记载：健康道按察副使奥屯周卿子，年二十有三，至元戊寅三月间，并发热，肌肉消瘦，四肢困倦，嗜卧盗汗，大便溏多，肠鸣，不思饮食，舌不知味，懒言语，时来时去，约半载余，请予治之。经灸中脘、气海、足三里，佐以甘温之品而收效。罗氏非常注重用灸法防治中风诸疾，主张治疗中风必须用灸疗，如出现中风先兆亦主张用灸疗，并提出了灸疗处方。

吴亦鼎灸法

清代医家。字砚丞，安徽歙县人。平时留心医药，遂精于医理，又鉴于历代医家均重药疗、针疗而忽略灸治，乃收集王焘《外台秘要》及西方子之灸法，编撰《神灸经纶》。另又撰有《麻疹备要方论》，现均有刊印本行世。《神灸经纶》是历史上有较大影响的灸疗著作。

吴氏关注灸法，在临床上倡导灸法的应用，《神灸经纶》言："灸者温暖经络宣通气血，使逆者得顺，滞者得行……"指出通过施灸达到温暖经络，宣通气血，使逆者得顺，滞者得行，消阴翳通十二经，入三阴，理气血，以治百病，效如反掌。本书是针灸发展史上比较系统全面地灸法专著。《神灸经纶》中对热证可灸论述较多，吴亦鼎倡导热证可灸，但在书中也提到了热证禁灸，虽然有矛盾之处，但《神灸经纶》在理论上确认热证宜灸，灸能引热散毒，绝非热证误用热药，而是《内经》从治法的治疗原则，是"火郁发之"的具体运用，并且临床应用十分广泛，涉及内、外、妇、儿、眼、鼻、喉、齿诸科，列举了百余例实热和虚热证的灸治穴位及方法,以提示后学者热证宜灸,"其功效胜于药力"。

小贴士

古代医学书籍对艾灸的论述:

《医学入门》讲"药之不及,针之不到,必须灸之。"

《名医别录》载"艾叶苦、微温,无毒,主灸百病。"

《扁鹊心书》云:"夫人之真元乃一身之主宰,真气壮则人强,真气弱则人病,真气脱则人亡,保命之法,艾灼第一。"

《孟子》"七年之病,当求三年之艾。"

《黄帝内经》"针所不为,灸之所宜。"

《针灸资生经》说:"若要安,丹田(关元)三里莫要干。

《小品方》云:"夫针须师乃行,其灸凡人便施。"(晋隋时代陈延之)

(十九)中国民间艾灸养生故事

故事一:农历五月初五,是我国传统的端午节,千家万户裹粽子,划龙舟,屋檐房门还插艾驱邪。南朝梁农懔在《荆楚岁记》中记载:"端午采艾,悬门户上,以攘毒气。"其实,艾并不能斩妖驱魔,但艾可入药。据史书记载,公元1260年冬,元代征南元帅忒木儿统领十万大军,在扬州城外安营扎寨,犒劳三军,准一举夺下扬州府,请功晋爵。不料,突然患病。初起仅是消化不良,腹痛便稀,渐至足胫冷若冰霜,麻木不仁,步履艰难,终于下肢完全不能活动,卧床不起。主帅病倒,帐下群龙无首,军情危急。一日,忽见随征文官罗谦甫拜谒元帅。罗乃金元四大医家之一东垣老人李杲的得意门生,曾随师学医10余年。罗谦甫为忒木儿行切脉望诊,道:"大帅年高气弱,多年疆场征战,朝暮行寒,加之饮食失节,多饮乳酪,履于卑温,阳不能外固,由是清湿袭虚,病起于下,系寒湿相合而病。"元帅点头应允。罗谦甫便采用急退寒湿之邪,峻补其阳之法,以陈艾温灸腧穴。他取出备好的陈艾绒,在元帅肚脐下一寸半处"气海穴",置艾绒温灸,以补下焦湿气;又在两膝的"足三里穴",用陈艾灸煅,以缓解温寒而逆,引导阳气下行……经过艾灸施治,再投以温经散寒,健脾燥温之方剂。不几天,忒木儿病势好转,又经过一段时间陈艾灸治,征南元帅又驰骋疆场了。

故事二:明·都穆的《都公谈纂》记载有这样一件趣闻:永乐年间,嘉兴人金晟任刑部主事。一次讨贼中,官府捕到强盗多人。令金感到惊奇的是:强盗的头目竟是一位年近百岁的寿星,此人看上去却毫无老态,而面如童子。金初不信,于是拟文派人到犯人原籍调查取证,结果无误。金于是亲审该盗首,"问其以致寿之故"。犯人说:少时居荆山(今属湖南)时,听一异人告之:常以草灸其脐,令人多寿。于是自己长期操行此术,"遂知至此耳。"

故事三:日本《帝国文库》中有一段记载,说元保十五年九月十一日,永代桥的换架竣工仪式上,要推举几位长寿老人从桥上走过,最先走过的是三河水泉村平民百姓满平和其一家三代的六位长寿老人。其中满平242岁,满平妻221岁,满平子万吉196岁,万吉之妻193岁,满平孙万藏151

岁，万藏之妻 138 岁。人们自然十分惊异，纷纷询问"汝家有
何术？能长生者若是耶？"满平笑而答曰："唯有祖传三里灸
耳。"三里灸，是艾灸的一种，指"足三里穴位"，据记载这种方
法是唐代我国著名文化使者鉴真大师东渡后传给日本人的。

艾灸养生保健法

（一）古代名医论艾灸养生

古人在灸疗保健方面也积累了丰富的经验。我国保健灸在唐代开始得到重视，当时主要从防病角度出发。如《千金翼方》云："一切病皆灸三里三壮。"而《外台秘要》进一步指出："凡人年三十以上，若不灸足三里，令人气上眼暗。"这里实际上已涉及灸疗的健身强体作用了。到宋代灸疗保健作用已被充分认识，如《针灸资生经》提及："气海者，元气之海也，人以元气为本，元气不伤，虽疾不害，一伤元气，无疾而死矣。宜频灸此穴，以壮元阳，若必待疾作而后灸，恐失之晚也。"除气海穴外，不少医著还总结了其他的一些穴位。如《扁鹊心书》云："人于无病时，常灸关元、气海、命门、中脘……亦可保百余年寿矣。"张杲的《医说》强调"若要安，三里莫要干"。释为化脓灸后，灸疮未愈之前即为不干。意指反复灸足三里，可起到保健作用。《扁鹊心书》还提到了保健灸的某些操作之法，如"人至三十，可三年一灸脐下三百壮；五十,可二年一灸脐下三百壮;六十可一年一灸脐下三百壮。"
该书也载述了一些实例:"王超者……年至九十神采腴润
……每夏秋之交,即灼关元千炷,久久不畏寒暑,累日不饥。
至今脐下一块如火之暖。"《针灸资生经》也载有:"旧传有人
年老而颜如童子者,盖每岁以鼠粪灸脐中一壮故也。"

　　最具借鉴意义的是某些宋代医家的自身体验,王执中在
《针灸资生经》中提到"予旧多病,常苦气短,医者教灸气海,
气遂不促,自是每岁须一、二次灸之。"窦材也深有感触:"余
五十时,常灸关元五百壮,即服保命丹、延寿丹。渐至身体轻
健,羡进饮食。六十三时,因忧怒,忽见死脉于左手寸部,十
九动而一止乃灸关元、命门各五百壮,五十日后死脉不复见
矣。每年常如此灸,遂得老年康健。"(《扁鹊心书》)。明清医
家有保健灸上虽无较大发展,但也有所继承,如明代张景岳
在《类经图翼》卷八载:"在神阙行隔盐灸,若灸至三五百壮,
不唯愈疾,亦且延年。"《玉龙经》亦载有:"膏肓二穴治病强,
此穴原来难度量,斯穴禁针多着艾,二十一壮亦无妨。"

　　民国时期的著名针灸家承淡安曾介绍一种叫"仙传寿灸
疗"的保健灸疗,具体操作为:取涌泉穴,"每月初一日起灸到
初七日止,每日卯时灸到辰时。每逢艾灸时,艾团如小莲子
大,如痛则除之。姜片用与不用,随人自便,均至知痛止而
已。每逢初一日,每足灸二十六壮,初二日灸七壮,初三至初
七日均同初二日之法行之。"总之,古人认为灸疗适合于养
生保健,是养生保健的主要方法之一。

小贴士 ♡

南宋绍兴年间，有一个叫王超的军人，退役后遁入江湖做了江洋大盗，无恶不作。他年轻时曾经遇到一个得道的异人，传授给他一套"黄白住世之法"。王超按照这套方法修炼，年过九十还精神饱满，肌肤腴润，健步如飞……后来犯案被抓，判了死刑。临刑前，监官问他：你这么高的年龄，还有这么好的身体，有什么养生秘术吗？王超回答说：秘术我没有，只是年轻时师傅教我在每年的夏秋之交，在小腹部的关元穴，用艾条施灸千炷。久而久之，冬天不怕冷，夏天不怕热，几日不吃饭也不觉得饿，脐下总是像有一团火那样温暖。你难道没有听说过吗？土成砖，木成炭，千年不朽，皆火之力啊。王超被处死后，刑官让人将他的腹暖之处剖开，看见一块非肉非骨之物，凝然如石，这就是长期用艾火灸出来的。

(二)"节气灸"事半功倍除旧疾

"节气灸"是在特定的时令节气，选择具有强壮作用的腧穴进行艾灸，以温壮元阳，激发经气，调动机体潜能，提高机体抗病与应变能力。"节气灸"以其简、便、验、廉的优势，为我国历代医家及百姓所喜闻乐见并沿用至今，在传统防病保健领域里占有特殊的地位。

时令节气是"节气灸"的时间条件，是反应中医"天人相应"理论的关键所在。也就是说，一定要在特定的时令节气进行"节气灸"，才能发挥最佳效果。

中医理论认为,自然界之所以出现季节和时序的变化是因为天地阴阳之气的升降变化。一般而言,每一段时序各有不同的主气,比如:"春夏阳气多而阴气少,秋冬阴气盛而阳气衰。"人与自然相应,人体内在的阴阳自然也要受到自然界阴阳消长变化的影响。春分、秋分、夏至、冬至是自然界天地阴阳之气升降变化及消长的转折时期,人与此相应,也会表现出阴阳变动更为明显甚至剧烈之势,如果人体内在的自稳功能不能对此作出适当的反应,及时地调整机体的阴阳,使之与自然界的阴阳节律相适应,就会出现阴阳失衡的疾病状态。

季节交替阴阳变化动荡之时,正是久病、年老、体弱等人群加重病情、诱发宿疾或易生新病的时期。假若能在这个关键的时刻,应用某种简便的方法调节阴阳,帮助机体顺应自然界的变化规律,最大限度调动机体的潜能以应变环境、抵抗疾病,则有助于防病保健。"节气灸"的目的是培壮元阳以扶助正气,它是从整体角度全面综合考虑人与环境的联系,以及环境特殊变化与人的气血阴阳关系的。它不仅仅只是一种特异性的对某种疾病有预防作用的方法,更是一种兼顾全身整体功能调节的扶正固本方法。当机体的元阳充盛,整体调节能力就会明显提高,依"天序"阴阳变化而显露的疾病端倪就会被机体自身的应变和抵抗能力消灭于萌芽之中。

"节气灸"常选配具有补益强壮作用的腧穴,比如关元、足三里、三阴交、大椎等。一般根据疾病性质及患者体质的阴阳寒热倾向,分别选择春分、秋分、夏至、冬至等自然界阴阳变化明显的时候施用,艾灸多用艾条温和灸或艾炷灸。一般而言，"节气灸"只要使用得当，往往可以达到意想不到的防治效果。

在常用的"节气灸"中，冬至前后的"关元灸"应用频率较高。许多人在冬至前后施用关元灸预防中风、感冒等多种疾病并达到助阳保健延衰强壮的目的。自冬至之日自然界的阳气开始复苏充盛，人体可顺从自然界的阳升之气，借助关元灸来强壮元阳。关元穴又名丹田，具有培肾固本，调气回阳，灸之可使元气充足，虚损可复，故能祛虚劳百损，壮一身之气，为历代强壮保健的主穴。《景岳全书》说："虚能受热，所以补必兼温。"冬至的关元灸恰好满足了"补必兼温"的特点，可达到温壮元阳，从根本上提高人体的强身抗病能力的目的。此外，春分的曲池"节气灸"预防眼病；秋分的足三里"节气灸"强壮脾胃、预防胃肠病等，都是广大民众喜闻乐见的传统的"节气灸"方法。

（三）反季节灸冬病夏治

临床上比较常用的"节气灸"除应季应用以外，还有一种是遵循"冬病夏治，夏病冬治"的反季节的防治思路。比如夏季"三伏"天进行艾炷灸，贴敷肺俞、大椎等穴，防治冬季易发的哮喘、"慢支"等病。这是因为按阴阳四时消长规律，人体阳气在春夏季多旺，秋冬季多敛。久病易伤阳，冬季之时，本不旺之阳受自然界影响更加虚衰，在此季节阴阳明显失衡，故疾病纷纷在冬季加重或诱发。若反季节在夏季利用"节气灸"防治，则机体可顺应夏季自然界阳气隆盛的影响与激励，并最大限度利用夏季自然界与机体相对阳气充盛之时顺势而治,达到温元阳、化宿疾、平衡阴阳消除病根的目的。因此,临床上许多在冬季加重或诱发的慢性疾病,如果能提前在夏季治疗,往往可获特效。

可以说"冬病夏调"是中医学的一个重要的治疗原则,有着很好的疗效,"冬病夏调"确实可事半功倍,"冬病夏调"即在夏天调理冬天易患、易发作的疾病。根据"春夏养阳,秋冬养阴"的理论,夏季是人体阳气最旺盛之时,此时调理某些属于寒性的疾病,可以最大限度地以阳克寒,达到标本兼治的效果。

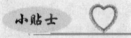

相传日本德川幕府时代江户有一老寿星名万兵卫虚度174岁,其妻173,其子153岁,其孙105岁,个个精神矍铄,健步如飞。问其长生之术,答曰:祖传每月初八连续灸足三里穴,始终不渝,仅此而已。在气候寒冷的日本北部,人人都喜欢灸足三里作为补身长寿之术,有"勿以不灸足三里者为伍"和"不灸足三里勿作旅人"的说法。其实此灸法乃由我国所传,早在唐代名医孙思邈提出:"若要安,三里常不干",其本人经常灸足三里,活至102岁,这正是古代养生家所推崇的瘢痕灸,使灸疤延久不愈,可以保健延年。

(四)健康长寿的保健十三要穴

中脘　有健脾益气消食和胃的功效

本穴为治疗消化系统病症常用穴,位于肚脐直上4寸,即剑突与肚脐之中点。具有健脾益气、消食和胃的功效,主治胃痛、腹胀、肠鸣、反胃、吞酸、呕吐、泄泻、痢疾、黄疸、饮食不化、失眠。现多用于胃炎、胃溃疡、胃下垂、胃痉挛、胃扩张、子宫脱垂等病症的治疗。当然中脘穴也可用发疱灸法(灸疗的另外一种方法)。该方法是用大蒜10克捣烂,油纱布2~4层包裹,敷在中脘(位于脐上正中4寸处,)穴上,待局部皮肤发红、起疱,有灼热感时去掉(一般保持2小时),洗皮肤上的蒜汁,每日1次。此法适用于各种原因引起的腹胀。

神阙　养生防病的重中之重穴

神阙就是肚脐眼,位于腹部中央,是循行于人体前面正中线任脉上的重要穴位。

任脉循行于胸腹正中线,上连心肺、中经脾胃、下通肝肾,脐为任脉经气的汇聚之处,奇经八脉的任、带、冲脉都从脐部循行而过,五脏六腑的心肺、脾胃、大小肠、膀胱、子宫等都和它发生着密切的联系。小腹居于下焦的阴寒之地,为"阴中至阴",如果饮食生冷或者腹部受凉,就会引起胃痛、胃胀、便秘、腹泻、手足发凉、小便清频、月经不调、痛经和闭经等多种病症,因此神阙保健是防病养生的重中之重。

胎儿在母体子宫的时候脐是吸收营养的通道,出生后是外界连接体内的门户。脐的表皮角质层最薄,最易于药物的渗透吸收,是艾灸和贴敷药物的最佳场所。早在春秋战国时期就有肚脐填药治病的记载,近年来脐疗法已经发展成为一种独立的外治法,把药物研末用醋等调敷在肚脐上,外用纱布或胶带固定,可以调整阴阳,对消化、泌尿生殖、神经系统等多种病症都有着非常好的疗效。特别是艾灸神阙还可以驱寒回阳,培补元气,激发人体的自愈功能,对阳气不足、四肢发凉、畏寒怕冷等风湿病、五更泻及男、妇科病症等疗效神奇。

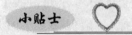

腹部应该经常按揉,摩腹是孙思邈的养生十三法之一。先把双手搓热,然后两手相叠,掌心以脐为中心做顺时针按揉。先从肚脐向上移动到胃脘,然后再向下移动到小腹,正反方向交替各按揉数 10 次。以手掌整体去按,然后以手指重点按揉神阙上的中脘、神阙两边的天枢、大横以及神阙下面的气海、关元、子宫等穴位,就可以起到促进肠胃蠕动、帮助消化、温经散寒、缓急止痛等作用。如果按揉之后再加上艾、盐包等热熨神阙,效果更好。

关元　一身之元气所在

中医学认为关元为一身之元气所在,为男性藏精、女性蓄血之处。艾灸关元对于慢性胃炎,泌尿生殖系统疾病,如前列腺炎、慢性子宫病、夜尿、遗精、早泄、阳痿、性功能减退、缩阳症、月经不调、痛经、盆腔炎、赤白带、功能性子宫出血、不孕症、子宫下垂、女性阴冷等症有较为明显的治疗与保健作用;对于全身性疾病及其他系统疾病,如慢性腹痛、腹胀、元气不足、少气乏力、精神不振、中老年人亚健康状态都有一定的治疗作用。关元穴位于腹部之正中线上脐下三寸。使病人仰卧,由脐中至耻骨联合上缘折用五寸,在脐下三寸处取穴。用于保健灸时最好让医师给患者做好标记,以便患者施灸或家人施灸万无一失。

命门　人体的长寿大穴

命门穴为人体的长寿大穴,位于后背两肾之间,第二腰椎棘突下,与肚脐相平对的区域。命门的功能包括肾阴和肾阳两个方面的作用。中医学认为,命门之火就是人体阳气。从临床看,命门火衰的病与肾阳不足证多属一致。补命门的药物多具有补肾阳的作用。经常艾灸命门穴可强肾固本,温肾壮阳,强腰膝,固肾气,延缓人体衰老;可以疏通督脉上的气滞点,加强与任脉的联系,促进真气在任督二脉上的运行;并能治疗阳痿、遗精、脊柱强直、腰痛、肾寒阳衰、行走无力、四肢困乏、腿部浮肿、耳部疾病等症。

肾俞　精气出入之源泉

肾俞位于第二、三腰椎棘突之间,旁开一寸五分。简便取法,使病人正坐直腰,由医者两手中指按其脐心,左右平行移向背后,两指会合之处为命门穴(此穴正对脐中),由此旁开取之。但此法对于胖人腹壁下垂者不甚准确。最好的办法是让医师在患者身上做好标记，以便患者家人施灸。

肾俞为肾气输注于背部的背俞穴。肾为先天之本，受五脏六腑之精而藏之，为人身精气出入之源泉，又主宰一身之元气。肾与膀胱、生殖系统、神经系统、消化系统、呼吸系统均有关系。如果肾气足，则人体精力充沛，强劲有力，生殖力强，脑功能也精巧灵敏，消化旺盛。肾俞在腰间，是十二脏腑背俞穴之一，属足太阳膀胱经，有调理肾气，强健脑脊，聪耳明目，健身强体、壮元阳之功效。

艾灸或按摩肾俞对于性功能减退、遗精、阳痿、月经不调、盆腔炎、不孕症、腰痛、腰肌劳损、身体虚弱、面色萎黄、四肢不温、慢性腹泻、耳鸣、耳聋等症有明显的治疗作用。

合谷　人体自有的补中益气汤

合谷能补能泻，是治病保健的重要穴位。它可以祛风散寒，疏通经络，开窍醒神，对感冒发热、各种头痛、鼻炎、牙痛、中风不语、口眼㖞斜、神昏嗜睡都有很好的效果。合谷穴还有补气的作用，能够治疗气虚、脱证。合谷配合足三里能够补益中气，相当于补中益气汤的效果；合谷配合关元可以补气回阳，相当于参附汤的急救效果。另外值得一提的是，合谷穴配合三阴交有催产的作用，可以治疗滞产。妇女生产时气虚乏力，宫口难开，这时候针刺合谷用补法，三阴交用泻法，有确切的催产功效。因此孕妇是禁用合谷穴的。我爱人两次生产时都用了这种古老的催产方法，在扎针几分钟之后就顺产而下，立竿见影，避免了难产和剖宫产之苦。但可惜的是，这种简便、安全、疗效确切的催产方法在医院里几乎已经没人使用了，因此造成的剖宫产也越来越多。

内关　老年人心血管病的克星

内关是手厥阴心包经的穴位,为八脉交会穴之一,一穴多用,有广泛的适用范围。心包是心脏的包膜,它可以疏通经络,改善心脏供血,治疗各种各样的心脏疾患,比如心悸、胸痛、胸闷等;它可以降胃气,配合足三里治疗胃痛、呃逆、呕吐、打嗝;它可以镇静安神、滋阴降火,配合神门、三阴交治疗失眠、烦躁、内热、掌心发热、出汗等病症。经常揉按内关对于各种各样的心脑血管疾病、肠胃功能紊乱、神经衰弱等都有很好地预防和治疗效果。晕车常常表现为头晕、恶心呕吐,这是脾胃虚弱、胃气上逆的缘故,重按两个手腕内侧的内关可以有效防治晕车。

足三里　人体的最大长寿要穴

足三里为全身性强壮要穴,也是自古以来养生保健第一大要穴,备受古今养生家、医学家们的重视。

"若要身体安,三里常不干""常灸足三里,赛吃老母鸡"等在全国各地流传俗语,就是对足三里的赞誉。在国外,对足三里的作用也很强调,特别在日本,有人提出:"每月有10日灸足三里,寿可至200余岁。"

足三里穴是足阳明胃经上的合穴,可健脾胃、助消化、疏风化湿、通经活络、扶正培元、益气增力,提高人体免疫功能和抗病功能,有效提高过敏人群对各种过敏原的适应能力。

足三里穴主治胃痛、恶心、呕吐、食少、消化不良、完谷不化、腹胀、腹痛、肠鸣、泄泻、痢疾、便秘、疳积、肠炎、乳腺炎、头痛、眩晕、失眠、耳鸣、心悸、心慌、虚劳、羸瘦、气短、气喘、咳嗽、痰多、中风、水肿、下肢萎痹、半身不遂、膝胫酸痛、各种过敏性疾病。

刺激足三里穴对促进脾胃功能、增强人体整体免疫能力具有很好的效果，并能预防高血压病、神经衰弱、老年慢性支气管炎、哮喘、便秘、各种过敏性疾病。对精力不足、倦怠乏力、腰膝酸软等症状有显著的缓解和预防作用，能舒缓精神压力及僵硬的肌肉，最适合长时间站立或坐在办公室的上班族、经常运动以及持续身体劳动的人们。

足三里是足阳明胃经的穴位，有很强的补气作用，是人体保健的要穴。足三里配合相应的穴位可以治疗多种疾病：它疏通经络，治疗下肢麻木、疼痛、水肿等局部病症，可以配合阳陵泉、绝骨等穴；它促进肠胃蠕动，治疗胃痛、腹胀、肠鸣、泄泻等各种各样的肠胃疾病，可以配合内关、中脘、上巨虚和下巨虚等穴。配合合谷可以升提中气，配合神阙可以回阳救逆，配合三阴交可以气阴同补，配合血海可以气血同调。

脾胃是人的后天之本、营养的来源，经常揉按足三里可以补脾健胃，增强抗病能力，使你保持旺盛的精力，延年益寿，因此说"常常拍打足三里，胜过食用老母鸡"。足三里也是保健艾灸的常用部位，"若要身体安，三里常不干"，常灸足三里可以增强免疫功能、益寿强身，对肠胃、心血管系统等有防治作用，艾灸足三里可以预防中风，发病后及早艾灸可以使瘫痪肢体迅速恢复功能。

阳陵泉　老年人强筋健骨的要穴

阳陵泉是足少阳胆经的穴位，可以治疗胁痛、口苦、黄疸等肝胆病变，阳陵泉下1～2寸有胆囊穴，可以配合用来治疗胆囊炎。阳陵泉位于膝下,是八会穴的筋会穴位,可以舒筋活络,治疗全身有关筋骨的病症,尤其对于下肢的麻痹、疼痛、水肿、膝关节屈伸不利等病症效果很好,这时可以配合八会穴的骨会穴绝骨;中风后遗症下肢瘫痪,常常把阳陵泉和对侧的阴陵泉刺透,属于治疗中风偏瘫的透刺穴位之一。"人老先老腿""有钱难买老来瘦",阳陵泉可以利湿浊,配合丰隆可以减肥、轻身健体,因此属于保健的要穴之一。

三阴交　对中老年人有强壮保健作用

三阴交在内踝尖直上约三寸处,胫骨后缘。从内踝至阴陵泉折作十三寸,当内踝正中直上三寸之处取穴,或以本人食、中、无名、小指四指并拢放于内踝尖上的指上缘处便是。施灸者最好咨询医师,让其做好标记,以便施灸准确。三阴交穴主治肝、脾、肾3个脏的作用。此穴属脾经,有健脾和胃化湿、疏肝益肾、调经血、主生殖之功效。临床用于保健灸,治疗泌尿、生殖及消化系疾病。对于小便不利、膀胱炎、急慢性肾炎、阳痿、遗精、月经不调、痛经、带下、经闭、功能性子宫出血、不孕症、子宫收缩无力等症效果明显。灸三阴交对消化系统、神经系统、心血管系统以及其他系统的多种疾病都有明显的治疗作用,经常施灸对中老年人有强壮保健作用。

涌泉　为历代医家所推崇的保健灸穴位

涌泉穴又名地冲,属于足少阴肾经,为历代医家所推崇的保健灸穴位。涌泉,外涌而出之泉水也,意指肾经之经气由此处涌出体表,故可用治肾及其经脉循行部位的病症,以及与肾相关的脏腑病症。由于涌泉穴是人体位置最低的穴位,艾灸此穴可引气血下行,功擅主降,是升降要穴。涌泉穴居足底,极为敏感,反应很强,既可治疗急症,也可治疗慢性病。治急症可开窍醒神,治慢性病可滋阴补肾、平肝熄风。另外,采用温和悬灸法持续30分钟后有快速降压的效果。

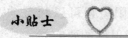

《苏东坡文集》中有这样的记载:闽广地区很多人染有瘴气(疟疾),有个武将却多年安然无恙,面色红润,腰腿轻快,后来人们发现,他每日五更起坐,两脚相对,热摩涌泉穴无数次,以汗出为度。之后,很多人仿效此法,不仅很少得病,而且有多年痼疾的人也不治而愈。现代人同样认为经常按搓涌泉穴,就能补精强肾,健体消疾。

身柱　小儿保健灸的主穴

身柱穴,属于督脉,督脉通于脑,故有宁神志、理肺气、补虚损之功效。此外,身柱含有全身支柱的意思,灸该穴有通阳理气、去风退热、清心宁神、降逆止咳和调理脾胃、促进疲劳恢复的作用,是临床健全神经系统、防治呼吸系统疾病和小儿诸症的灸治主穴。故古代有"小儿每月灸身柱、天枢,可保无病"的记载。灸身柱穴对于婴儿消化不良、吐乳、小儿泄泻、腹胀、食欲不振、精神萎靡、夜不安神、夜啼、感冒、支气管炎、百日咳、肺炎、肺结核、哮喘、惊风、发育不良等,均有较好的防治作用。

身柱的位置和灸法:《日用灸法》记载:"身柱穴在第三胸

椎下,灸治癫狂、痨瘵、小儿惊痫、疳疾。习俗称为身柱灸,小儿必灸者也。出生七十五日以后灸之,如若疳积满身,或患惊悸,虽七十五日以后可免之"。这些记载是说小儿无病可灸身柱,以保健康,一般是在出生 75 天以后开始;若有病时,则不受时间限制,随时可灸。现代应用时不必限于日数,一般可在出生后 3～6 个月开始施灸。但也要根据儿童具体体质决定,体质较差的,可早灸,多灸,体质强健、营养又好的,可晚灸、少灸。身柱穴,古代多用直接灸法,将艾绒搓成麦粒样细小艾炷,每次 3～5 壮。现在多用艾条灸,将艾条点燃后,置于距穴位皮肤 2～3 厘米处缓慢施灸。由于小儿不会准确地反映灼热程度,故要施灸者细心观察,以皮肤红晕为度,艾火的距离可随时稍加变动,以不烧伤而又达到目的为原则。一般每次灸 10～15 分钟,开始可间日 1 次,10 次以后,可每周灸 1 次或每月灸 1～2 次,可使儿童不易患病,身体健康。

小贴士

身柱穴除了运用灸法之外,还可以施行拔火罐法,拔罐时应选择口径稍小一点的罐具,拔后置于穴上不动,停留 10 分钟左右,叫做"坐罐";若先在罐口涂上少许润滑油(如凡士林或食用油),罐具吸附于穴位上之后,手握罐底,水平向上下左右移动火罐,叫做"走罐"。走罐可反复进行,直至局部皮肤发红为止。由于小儿皮肉娇嫩,为防火罐温度过高烫伤皮肤,拔罐时火力不宜太强,以免火罐吸拔过紧,取罐时用手指轻轻按压罐口皮肤,动作要轻,切忌硬拔。

膻中　膻中穴调气、理气的功效特别强

膻中最早见于《灵枢·根结》:"厥阴根于大敦,结于玉英,络于膻中。"历代医家对膻中穴认识较为统一,膻中穴为任脉穴位,心包募穴,八会穴之气会膻中。《灵枢·胀论》:"膻中者,心主之宫城也。"治疗作用有宽胸理气,活血止痛,除痹通络,止咳平喘,生津增液。作为保健灸的重要穴位,主要是因为膻中穴为理气的要穴。《医经原旨》指出:"膻中亦名上气海,为宗气所积之处。"膻中穴为气会,为上气海,且穴位近于胸部,擅长理气宽胸,故为治疗呼吸系统病症的常用穴。艾灸膻中穴使经络通利,气血调和,气机调畅。《行针指要歌》说:"或针气,膻中一穴分明记",可见膻中穴调气、理气的功效特别强。现代研究表明,刺激该穴可通过调节神经功能,松弛平滑肌,扩张冠状血管及消化道内腔径等作用,以对各类气病达到有效的治疗目的。

(五)艾灸消除脑力劳动者疲劳

中医学认为疲劳是一种虚证,是一种多脏器、多系统功能失调的疾病,其病因可归结为劳逸失宜、情志失畅、饮食失节、起居失常等,其根本病机为气机失调、气血不足、脏腑功能衰退,尤其是肝脾肾不足在慢性疲劳综合征的发生、发展中起着重要作用。在《素问》中有这样的论述:"肝受血而能视,足受血而能步,掌受血而能摄。肝气虚,筋不能动。"及"脾病者身重""脾气虚则四肢不用"等记载。还有在《灵枢》中记载:"髓海不足,则脑转耳鸣,胫酸眩冒,目无所见,懈怠

安卧"。可见,疲劳一症的产生是多个脏腑功能低下的综合外在体现,本质在于"内虚"。所以,《扁鹊心书》认为虚劳类疾病"必用火灸,方可回生"。艾灸消脑力劳动者疲劳具体方法如下:

一是足三里温和灸:将艾条点燃后,靠近足三里穴熏烤,艾条距穴位约 3 厘米,如局部有温热舒适感觉,就固定不动,每次灸 10～15 分钟,以灸至局部稍有红晕为度,每日施灸 1 次。

二是隔盐灸神阙(肚脐):患者仰卧,暴露脐部;取纯净干燥的食盐(以青盐为佳)适量,可炒至温热,纳入脐中,使与脐平;然后用艾绒做成底面直径 2 厘米,高 1.5～2 厘米的圆锥状艾炷,大约重 1 克,点燃施灸,至患者稍感烫热,易炷再灸。每次灸 5 壮,每日 1 次,每次大约 20 分钟。

三是三阴交温和灸:将艾条点燃后,靠近足内踝上 3 寸的三阴交穴熏烤,艾条距穴位约 3 厘米,如局部有温热舒适感觉,就固定不动,每次灸 10～15 分钟,以灸至局部稍有红晕为度,每日施灸 1 次。

小贴士 ♡

灸法扶正固本的作用一直为历代医家重视和证实,消除疲劳和促进恢复的主要手段是以补法为主,即"虚则补之"。艾灸作为一种行之有效的防病保健方法,具有引导气血,温通经络,促进人体功能旺盛的作用。并且燃烧时热力温和,能穿透皮肤,直达深部,使人感觉舒适,避免了针刺时的疼痛和恐惧感,易为众多患者接受和家庭保健使用。足三里是足阳明胃经合穴,具有理脾胃、调营血、补虚损的作用。隔盐灸神阙,可壮元调气、温肾固本、补气回阳。三阴交属足太阴脾经,又是足的3条阴经肝经、脾经、肾经的交会穴,是调节人体脏腑功能的要穴。现代医学证明,艾灸具有清除氧自由基,抗脂质过氧化的作用,通过增强机体免疫能力来消除长时间运动性疲劳,通过清除乳酸促进疲劳的恢复。

(六)艾灸强心健脑

中医学认为,脑部为髓海,乃元神之府,是神气的本源,脏腑经络活动的主宰。《素问·五藏生成》说:"诸髓者,皆属于脑。"因此,肾精充足,髓海得养,脑发育健全,则思维敏捷,精力充沛;反之,肾精不足,髓海空虚,脑失所养,则健忘,反应迟钝。因此,脑为精神意识思维活动的枢纽。脑主精神意识的功能正常,则精神饱满,意识清楚,思维灵敏,记忆力强,语言清晰,情志正常。否则,便出现精神思维及情志方面的异常。

自古中医保健重视补髓填精,关元穴属任脉,位于下腹部,是人身元气所居之处。元气者,五脏六腑之根,十二经络之根本。百会穴与脑密切相关,是调节大脑功能的要穴。百脉之会,贯穿全身。头为诸阳之会,百脉之宗,而百会穴则为各经脉气会聚之处。穴性属阳,又于阳中寓阴,故能通达阴阳脉络,连贯周身经穴,对于调节机体的阴阳平衡起着重要的作用。悬钟为髓会,益精填髓。

一是百会回旋灸:将艾卷的一端点燃,对准百会穴,距离皮肤 2～3 厘米 处进行熏烤,使患者局部有温热感而无灼痛为宜,一般灸 10～15 分钟,至皮肤红润为度,隔日 1 次。注意避免烧伤头发。

二是关元隔姜灸:取 0.2～0.4 厘米厚的鲜姜 1 块,用针穿刺数孔,盖于关元穴上,然后把中或大艾炷置于姜片上点燃施灸,每次 3～5 壮,隔日 1 次。

三是悬钟回旋灸:将艾卷的一端点燃,对准外踝上 3 寸的悬钟穴,距离皮肤 2～3 厘米 处进行熏烤,使患者局部有温热感而无灼痛为宜,一般灸 10～15 分钟,至皮肤红润为度,隔日一次。

小贴士 ♡

现代医学观察表明,自由基在疾病及衰老中起到重要的作用,体内自由基的含量随着增龄而积累,体内清除自由基的各种酶,如 SOD,随着增龄而衰减。体内自由基产生过多,或自由基消除剂治疗性降低及免疫功能的减退,均可使机体功能,特别是脑功能降低。同时,微循环障碍、脑供血减少加快了脑部的退化衰老。艾灸疗法是一种建立在整体反应和自我调节基础上的自然疗法,它通过机体本身固有的调整,而达到治疗的目的。艾灸不仅可以明显改善脑部症状,而且能调节血清超氧化物歧化酶、血红蛋白、胆固醇、三酰甘油、血液流变学、免疫球蛋白等参数,从根本上抑制或减缓脑功能的减退。

（七）艾灸可增血填精

"发为血之余"，头发的正常生理功能有赖于充足的气血滋养。中医学认为跟头发关系最密切的主要是肾、肝、肺三脏。肾藏五脏六腑之精华，肾虚则精血不足，精血不足则导致头发缺少营养供应。肝肾两虚，气血不足，人体精微物质缺乏且运送精微物质的动力不足，位于人体最高处的头部自然难以得到滋养。少了能量的灌溉，头发的生长自然受到影响，长此以往，头发发生枯萎和凋零也就都是情理之中的事了。有句成语叫做"皮之不存，毛将焉附"，作为皮肤附属物的头发，它的生长状况与皮肤有着唇齿相连的关系，而肺主皮毛，肺损则皮毛先绝。此外，"肝郁气滞"，精神层面的影响也不容忽视。情绪上的问题往往会影响到身体整个的气机运行，而人体的气血精微要想供应全身，靠的就是气的运行。所以，当气机运行出现问题，精微物质的供应发生阻碍时，头发的问题就有可能出现了。现代生活压力越来越大，人们的焦虑烦恼越来越多，因此在人群中引起头发不健康的几率也越来越大。用艾灸护发放脱，就要针对疾病的根本，调补肝肾，理顺肺气，滋养发根。补肝肾，益精血，固肺气。具体操作方法如下。

一是头部回旋灸：在头部发质退化处用切成薄片的鲜姜涂擦头皮、发根，使头皮部发热；然后用点燃的艾条在头部患处做回旋灸，每次大约 20 分钟，重点灸百会、头维、通天等穴。

二是肺俞隔姜灸：取 0.2～0.4 厘米厚的鲜姜 1 块，用针穿刺数孔,盖于后背肺俞穴上,然后把中或大艾炷置于姜片上点燃施灸,每次3～5壮,以灸至局部温热舒适,灸处稍有红晕为度。

三是膈俞隔姜灸:取0.2～0.4厘米厚的鲜姜1块,用针穿刺数孔,盖于后背膈俞穴上,然后把中或大艾炷置于姜片上点燃施灸,每次3～5壮,以灸至局部温热舒适,灸处稍有红晕为度。

四是肾俞隔姜灸:取0.2～0.4厘米厚的鲜姜1块,用针穿刺数孔,盖于腰部肾俞穴上,然后把中或大艾炷置于姜片上点燃施灸,每次3～5壮,以灸至局部温热舒适,灸处稍有红晕为度。

小贴士

头为诸阳之会,百会为手足阳经、肝经与督脉交会穴,可以升提气血,疏经散风,镇静安神;背部肺俞、膈俞和肾俞,直通脏腑,肺肾气血双补,养血行血,沿经脉直上头顶。现代医学证明,通过艾灸的热效应能够营养头皮神经,改善头皮发根处的微循环,促进毛囊供血,有利于毛发的新陈代谢和色素的分布,利于头发新生,能较快地促进毛发生长。同时,艾灸还能够缓解脑部的紧张和压力,保证充足的睡眠,促进了头发的养护和再生。

(八)艾灸可聪耳明目

中医学认为"气"是维持人体正常生理功能的原动力,

"血"是机体维持功能活动的物质基础,经常顾护气血,自然耳聪目明。《绳墨》曰:"肾气充盛则耳聪,肾气虚败则耳聋,肾气不足则耳鸣。"《内经》说:"肝受血则能视。"所以,眼睛和耳朵的功能在于肝肾气血的充盈。《扁鹊心书》明确指出:"夫人之真气,乃一身之主宰,真气壮则人强,真气虚则人病,真气脱则人死,保命之法,艾灼第一"。

一是涌泉雀啄灸:将艾卷的一端点燃,对准足心涌泉穴,距离皮肤 2～3 厘米处进行一上一下的熏烤,使患者局部有温热感而无灼痛为宜,一般灸 10～15 分钟,至皮肤红润为度,隔日 1 次。

二是足三里温和灸:将艾卷的一端点燃,对准足三里穴,距离皮肤 2～3 厘米 处进行熏烤,使患者局部有温热感而无灼痛为宜,一般灸 10～15 分钟,至皮肤红润为度,隔日 1 次。

三是听会雀啄灸:将艾卷的一端点燃,对准耳前听会穴,距离皮肤 2～3 厘米 处进行一上一下的熏烤,使患者局部有温热感而无灼痛为宜,一般灸 10～15 分钟,至皮肤红润为度,隔日 1 次。

四是睛明雀啄灸:患者戴眼罩。将艾卷的一端点燃,对准睛明穴,距离皮肤 2～3 厘米 处进行一上一下的熏烤,使患者局部有温热感而无灼痛为宜,一般灸 10～15 分钟,至皮肤红润为度,隔日 1 次。避免灼伤眼睛。

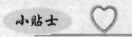

小贴士

现代研究认为灸疗实质是一种温热刺激的结果,通过刺激皮肤感受器,激发调整神经系统的功能。艾燃烧时产生一种十分有效并适宜于机体的红外线,其辐射能谱在 0.8～5.6 微米,这表明燃烧艾绒时的辐射能谱不仅具有热辐射——远红外辐射,而且还具有光辐射——近红外辐射,近红外线较远红外线波长短,能量强,可直接渗透到深层组织,穿透机体的深度可达 10 毫米左右,并通过毛细血管网传到更广泛的部位,而为人体所吸收。正是这种穿透力极强的热效应,能够直接改善内耳和眼底微循环,达到防止视觉和听觉下降或异常的目的。

三

艾灸治疗常见病

（一）内科病艾灸治疗

1. 感冒与流行性感冒　感冒是指感受风邪,出现鼻塞、流涕、喷嚏、咳嗽、头痛、恶寒发热、全身不适等症状的一种常见外感病。

感冒分为普通感冒和流行性感冒。普通感冒是由鼻病毒、冠状病毒等多种病原体引起的急性上呼吸道感染,临床上主要有以下症状:鼻塞、流涕、喷嚏、头痛、发热等。普通感冒大部由病毒(多达一百多种,以鼻病毒、冠状病毒最常见)感染引起,部分为细菌感染所致,病毒感染者治疗不及时常会引起合并细菌感染。当人体受凉、淋雨、过度疲劳等诱发因素,使全身或呼吸道局部防御功能降低时,则原已存在于呼吸道的或从外界侵入的病毒(或细菌)可迅速繁殖,引起本病。本病虽多发于初冬,但任何季节均可发生。普通感冒呈散发性,一般不引起流行,起病较急,早期症状有咽部干痒或灼热感、喷嚏、鼻塞、流涕,开始为清水样鼻涕,2～3 天后变稠,可伴有咽痛,一般无发热及全身症状,或仅有低热、头痛。一般经 5～7 天痊愈。

流行性感冒简称"流感",主要是由流感病毒所致的急性上呼吸道传染病。流感病毒分为甲、乙、丙 3 型,其中甲型抗原极易发生变异,因此流感大流行均由甲型病毒引起。乙型和丙型呈局部小流行或散发。流行性感冒常有明显的流行季节,以冬、春季节较多,主要是通过与病人接触时经空气飞沫感染。流行性感冒多起病急,全身症状较重,高热、全身酸痛、眼结膜炎症状明显,但鼻咽部症状较轻。

流感对人体的潜在危害要远远大于普通感冒。流感可引发身体多系统病变,包括中耳炎(耳道感染)、鼻窦炎、支气管感染、心肺疾病的恶化、充血性心力衰竭和哮喘等。

(1)艾灸治疗

①灸疗原则:宣肺解表散邪。

②灸疗取穴:大椎、风池、合谷、膻中穴(图 3-1)。

(2)操作方法

①取俯伏坐位。

②取一支清艾条,距皮肤 2～3 厘米点燃,在大椎、风池、风门、合谷 4 穴行温和灸,每一个穴位约 5 分钟。

③然后取仰卧位,暴露胸部膻中穴。

④以上等艾绒,制作成底面直径为 2 厘米,高为 2.5 厘米锥状艾炷,放在附子饼上,置于膻中穴上点燃,待艾炷燃及一半时点燃另一炷备用,每次灸 3 壮,以局部皮肤出现红晕为宜。

⑤每日灸治 1 次,直到痊愈。

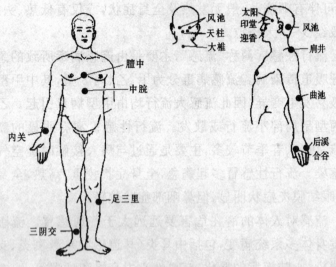

图 3-1　大椎、风池、合谷、膻中穴

（3）方义：治疗感冒一是要恢复卫气的卫外功能；二是要祛散风寒邪气。艾灸有着天然的温阳实卫、祛风散寒、避秽解毒的功效，及时灸之，则片刻阳气蒸腾、卫气运转，寒气立时消散。督脉主一身之阳气，温灸大椎可通阳散寒；风池为足少阳经与阳维脉的交会穴，"阳维为病苦寒热"，故风池可疏散风邪；手阳明之合谷穴祛邪解表、清利头面；膻中穴借附子、艾叶之力益气温阳固本。

小贴士

人中穴涂清凉油能治疗感冒：清凉油是一种常用的保健用品。可别看它小，在防治感冒上，却有着独特的功效。具体方法是：将双手洗干净，用手指取少许清凉油，涂抹于双侧鼻孔下人中穴及鼻孔内侧的黏膜上，每天用 3～4 次即可。每次用药后，鼻孔周围的皮肤都有清凉的感觉，鼻子可嗅到清香之气，人也会感觉轻松舒爽，精神倍增，正进邪退，感冒之邪就此却步。此法防感冒效果和缓，无毒性，也不会刺激胃肠道，所以特别适合老年人和儿童使用。

（4）疾病禁忌

①感冒后禁忌喝酒。感冒既常见，也多发。有的人患了感冒后，不到医院就诊，而采取一些似是而非的方法进行治疗，譬如喝酒，不仅使感冒病情加重、持续时间延长，而且易引起旧病复发或诱发新病，危害健康甚至危及生命。有的人认为感冒后饮酒有利疾病恢复，实则这是一个非常错误的认识。因为伤风感冒是上呼吸道炎症的反应，感冒时喝酒会加重黏膜血管扩张充血，使呼吸道分泌物增多，病情进一步加重，如同雪上加霜，拖延治愈时间。因此，感冒时喝酒不仅无益，反而有害。另外，感冒的患者本身抵抗力低下，需要静心怡养，养精蓄锐，减少消耗，以抵抗病毒，这样有利于早日康复。如果饮用酒及某些兴奋性饮料，等于火上加油。

②感冒多汗忌食大葱。葱不但是厨房必备调料，也是食疗佳蔬，葱的杀菌作用来自葱麦，特别是葱白部分，含量比葱叶高 5 倍以上。在食疗上大葱被中医列为解表食物，这是因为其走窜性强，易开腠发汗，适宜于感冒无汗的患者食用。如果感冒汗多因于表虚营卫不固，服食后则会加重出汗的病情，所以中医学认为感冒多汗应禁食大葱。

2. 慢性支气管炎 慢性支气管炎是以咳嗽、咳痰，或伴有喘息及反复发作的慢性过程为主要症状,少数人是由急性支气管炎未治愈而转为慢性支气管炎,大多数是隐潜发病。主要病因有细菌感染、刺激性烟雾、粉尘、大气污染、寒冷刺激、花粉等过敏,尤其是长期吸烟者,该病发生率较不吸烟者高 2～8 倍,吸烟时间越长、量越大、患病率越高。本病多发生在中老年,男性多于女性,病情发展缓慢,严重时可并发阻塞性肺气肿甚至慢性原发性心脏病,是一种危害身体健康的常见病。本病属中医学"咳嗽"范围,认为因外感风寒、风热、疫毒等,致肺失宣降引起。

(1)艾灸治疗

①灸疗原则。宣肺止咳祛痰。

②灸疗取穴。肺俞、中府、足三里、膻中、丰隆、合谷穴(图 3-2)。

(2)操作方法

①将清艾条点燃,对准穴位施行温和灸,以患者感觉温热舒适不烫为度,每穴各灸 10 分钟。

②每日 1 次,10 次为 1 个疗程。

(3)方义:艾灸有着天然的温阳实卫、祛风散寒的功效。温灸肺俞、中府可通阳散寒;手阳明之合谷穴祛邪解表、清利头面,膻中穴艾叶之力益气温阳固本;丰隆可化痰止咳。

(4)疾病禁忌

①气管炎禁忌食用蚌肉。蚌肉性大凉,味甘咸,慢性支气管炎咳痰色白多沫,多为寒痰伏肺,寒性食物均当忌之。正如《本草衍义》所言:多食发风,动冷气。

②气管炎患者禁忌食用蚬肉。蚬肉为性寒之物。《本草

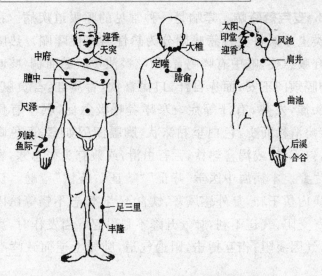

图 3-2　肺俞、中府、足三里、膻中、丰隆、合谷穴

拾遗》中指出:多食发嗽及冷气。老年慢性支气管炎属寒饮咳喘者忌之。

　　③气管炎患者禁忌食用螃蟹。螃蟹性大凉,热病可食,寒证当忌。清代食医王孟英曾告诫:中气虚寒,时感未清,痰嗽便泻者,均忌。老年咳喘之人,多属寒痰为患,故当忌食。

　　④气管炎患者禁忌食用蛤蜊。蛤蜊性寒,味咸,大凉之物。《医林纂要》中说它功同蚌蚬。不仅脾胃虚寒之人不宜多服,寒痰咳喘的慢性支气管炎患者也当忌之。

　　⑤气管炎禁忌食用螺蛳。螺蛳性寒,味甘,有清热作用。《本草汇言》中说:此物体性大寒,善解一切热瘅,因风因燥因火者,服用见效甚速。但慢性支气管炎咳嗽痰多色白者,均为寒痰为患,食之益增其寒,故当忌之。

3. 支气管哮喘 哮喘是一种常见的呼吸道疾病。在临床分类上中医将支气管哮喘分为热性与寒性哮喘。热哮者也是呼吸急促,喉中有哮鸣音,但咳痰浊黄胶黏而稠,咳吐不利,胸膈烦闷不安,面赤自汗,口渴喜饮,舌质红,苔黄腻,或兼有头痛,发热,有汗等症。寒哮者呼吸急促,喉中有痰鸣声,咳痰清稀而少,色白呈黏沫状,胸膈满闷如窒,面色晦滞带青,口不渴,或渴喜热饮,舌苔白滑,或兼有头痛恶寒,发热无汗之症。本病属中医学"哮证""喘证""痰饮"范畴。认为因素痰内伏于肺,复外感风寒、饮食不当,情志不畅等诱因而致痰气交阻,气道不利,肺气升降不利引起。当发作时,痰随气动,气因痰阻,相互搏击,阻遏气道,肺气上逆而致哮喘发作。

(1)艾灸治疗

①灸疗原则:涤痰化瘀,止咳平喘,解痉脱敏。

②灸疗取穴:天突、肺俞、列缺、关元穴(图3-3)。

(2)操作方法

①先取俯卧位,灸肺俞,再取仰卧位灸天突、关元、列缺。

②用艾绒做成底面直径1厘米,高1.5～2厘米的圆锥状艾炷,在肺俞、天突、关元穴行隔姜灸,每穴灸治5壮。

③在列缺穴用艾条行雀啄灸,每次大约10分钟。

④每日1次,10次为1个疗程。

(3)方义:肺俞为肺气输注之处,能调畅肺气,具有清利、化痰、定喘、止咳的作用;手太阴经列缺宣通肺气,祛邪外出;天突为气道之关口,为一切咳喘之效穴;灸关元,培根固本。

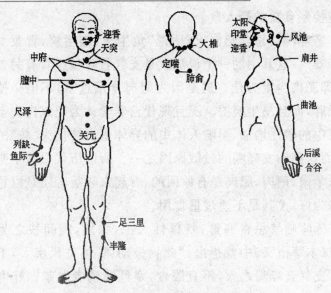

图 3-3　天突、肺俞、列缺、关元穴

（4）疾病禁忌

①哮喘病有许多禁忌，其中之一是忌多盐。高盐饮食会增加气管的过敏反应，加重哮喘症状。因为支气管的高反应性，能通过低盐饮食得到缓解。而高敏感的支气管平滑肌"对钠是可渗透的"，而钠对支气管收缩的作用以及它对血管收缩和血压的作用，则可能基本类似。另外中医认为盐性寒，味咸。《别录》中说："多食伤肺喜咳。"《本草衍义》认为："病嗽者，宜全禁之。"明·李时珍也告诫："喘嗽者，盐为大忌。"因其咸寒，所以，寒哮之人以及民间所谓的"咸哮"患者，尤当忌之。由此可见哮喘病人，除了要听从医嘱下决心戒烟外，日常饮食宜以清淡为主，尤其是合并肺源性心脏病患者，

更应控制食盐的摄入量。

②哮喘禁忌食肥肉:俗话说"鱼生火,肉生痰,青菜豆腐保平安"。这其中的一个说法就是支气管哮喘患者有另外一忌,即肥肉少食为佳。这是因为肥肉食用过多,不但会使人变肥胖,而且易生痰湿。况且现代营养学认为肥腻肉类会使血液中的酸性增加,影响人体中的异体蛋白转化为"胺"的能力,而这是诱发哮喘的过敏原因之一。所以历代中医主张该病忌羊肉、鹅肉、肥肉是有原因的,看起来哮喘者还是以忌食肥肉为好,尤其是不要过量食用。

③哮喘禁忌食海鲜:螃蟹性大凉,味咸,民间视之为发物。《本草衍义》中就指出:"此物极动风,体有风疾人,不可食。"支气管哮喘之人,不宜服食,寒性哮喘者尤禁。蚌肉性寒,味甘咸,是为大凉食物。《本草衍义》中也说:"多食发风,动冷气。"所以,支气管哮喘属中医寒哮者,切忌食之。

④蚬肉性味与蚌肉相同,均属寒凉之物,《本草拾遗》中记载:"多食发嗽及冷气。"寒性支气管哮喘者服食宜慎。蛤蜊《饮膳正要》中认为"性大寒"。《医林纂要》亦云:"功同蚌蚬",寒性支气管哮喘之人,忌食生冷性凉之物,蛤蜊性大寒,亦在忌食之列。

4. 低血压 目前,低血压还缺乏一个统一的诊断标准。一般认为,成人动脉血压<90/60毫米汞柱为低血压(老年人动脉血压<100/60毫米汞柱即为低血压)。由于血压偏低,血流缓慢,脑部血管和心脏冠状动脉血流量减少,造成供血不足而引起缺血、缺氧,病情轻微者表现为头晕、头痛、食欲不振、疲劳、脸色苍白、消化不良、晕车船等;严重者可见直

立性眩晕、四肢冷、心悸、呼吸困难、共济失调、发音含糊、甚至昏厥、需长期卧床。低血压常见于3种情况：①体质性低血压，多见于20～50岁的妇女和老年人，轻者可无任何症状，重者出现精神疲惫、头晕、头痛，甚至昏厥。一般认为与遗传和体质有关。②直立性低血压：是患者从卧位到坐位（或直立位时），或长时间站立时血压下降超过20毫米汞柱，并伴有明显症状：头晕、视物模糊、乏力、恶心、认识功能障碍、心悸。直立性低血压可由疾病（如多系统萎缩、糖尿病、帕金森病、多发性硬化病、更年期障碍等）、药物（如降压药、利尿药、催眠药、抗精神抑郁药等）、久病卧床、体质虚弱引起。③继发性低血压：由某些疾病或药物引起，如脊髓空洞症、风湿性心脏病、降压药、抗抑郁药、慢性营养不良症、血液透析等。

本病属中医学"眩晕""虚劳""厥证"范畴，轻者属"眩晕"，重者属"厥证"。认为多因素体虚弱，气阴不足所致。

（1）艾灸治疗

①灸疗原则：补气养血，补肾健脾。

②灸疗取穴：百会穴（图3-4）。

（2）操作方法

①取俯伏位。

②将清艾条点燃，对准穴位施行温和灸，以患者感觉温热舒适不烫为度，灸治

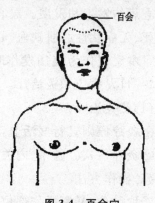

图3-4　百会穴

30 分钟。

③每日 1 次,10 次为 1 个疗程,至眩晕消失为止。

(3)方义:百会穴是百脉朝会之穴,有输出输入、宣通气血的功能。百会为督脉穴,督脉通髓海,灸百会有通督醒脑之效,可疏通经络,清窍除眩。重灸百会穴有加强升阳补虚,升清阳醒神之功。百会穴具有祛风潜阳,补髓益血,升清降浊之功能,消降眩晕的多种作用,所以为治眩晕的要穴,可以用来防治低血压。

5. 冠心病 冠心病是冠状动脉性心脏病的简称。是一种由于冠状动脉固定性(动脉粥样硬化)或动力性(血管痉挛)狭窄或阻塞,发生冠状循环障碍,引起心肌氧供需失衡而导致心肌缺血缺氧或坏死的一种心脏病,亦称缺血性心脏病。冠心病主要表现为心绞痛、心律失常、心力衰竭,可能猝死。心电图、心肌酶测定、放射性核素检查和冠状动脉造影能进一步明确诊断。控制血压、血脂、体重和戒烟能有效防止冠心病的发生和发展。冠心病临床上可表现为心绞痛、心肌梗死、无症状性心肌缺血、心力衰竭和心律失常、猝死 5 种类型。本法仅作为疾病发作时没有治疗条件是应急或平时预防,一旦发病应积极治疗。

(1)艾灸治疗

①灸疗原则。行气活血,通经止痛。

②灸疗取穴。膻中、内关、至阳穴(图 3-5)。

(2)操作方法

①取卧位,暴露操作部位。

②用 1 克艾绒做成底部直径为 20 毫米的艾炷,置于穴

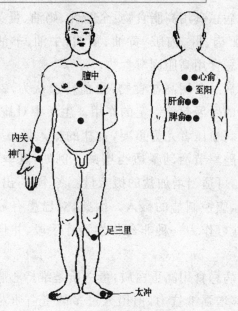

膻中

心俞
至阳
肝俞
脾俞

内关
神门

足三里

太冲

图 3-5　膻中、内关、至阳穴

位上点燃,直接无瘢痕灸,至患者感觉灼热而不能忍受时更换新的艾炷,每穴灸 5 壮,约 30 分钟。

③隔日 1 次,10 次为 1 个疗程,一般连续灸治 2 个疗程。

(3)方义:内病外治是中医整体观念的基本理论和方法。膻中穴既是八会穴,又是心包的募穴,具有理气活血,宽胸利膈的功效,艾灸膻中穴能调养气血,温补心脉,解阴乘阳位之疾;内关为心包经络穴及八脉交会穴之一,通阴维脉,善治心胸疾病,艾灸可调理心气,活血通络;督脉属阳,统领一身之阳气,有补阳、温阳、通阳之功,灸督脉之至阳,振奋心阳,散寒化浊,温通血脉。三穴合用,由外及内,标本兼治。

(4)疾病禁忌

①冠心病忌食用高脂食物：全脂乳、奶油、蛋黄、猪肥肉、羊肥肉、牛肥肉、肝、内脏、黄油、猪油、牛油、羊油、椰子油。尤其是要禁忌食用高胆固醇食物。

②冠心病忌食用高盐食物：目前普遍认为，钠摄入量对促进冠心病的发展起着一定的作用。生活中对盐的限制，对冠心病合并高血压者尤为重要，食盐的摄入量每天控制在 5 克以下。可随季节活动量适当增减。例如：夏季出汗较多，户外活动多，可适当增加盐的摄入量。冬季时，出汗少，活动量相应减少，应控制盐的摄入。因此，对已患有冠心病的病人，限制食盐可作为一种非药物性治疗手段，并且要长期坚持。

③冠心病忌食用高蛋白质：蛋白质是维持心脏必需的营养物质，能够增强抵抗力，但摄入过多的蛋白质对冠心病不利。因蛋白质不易消化，能够加快新陈代谢，增加心脏的负担。有学者观察，过多的摄入动物蛋白，反而会增加冠心病的发病率，所以蛋白质应适量，应选用牛奶、酸奶、鱼类和豆制品，对防治冠心病有利。

④冠心病忌过量饮用浓茶：冠心病患者禁忌饮用浓茶。因为浓茶具有兴奋大脑，加快心跳，或导致失眠，有损身体健康。由此可见，冠心病患者宜喝淡茶，忌喝浓茶，尤其是忌过量饮用。

6. 肥胖 肥胖是指人体摄入的热能和脂肪过高，脂肪积聚过多，体重超过标准体重的 20% 以上。影响人的形体美、造成行动不便、腰背酸痛、胆固醇升高，可诱发糖尿病、高血压病、动脉粥样硬化、冠心病和各种感染性疾病。肥胖也可继发于神经、内分泌和代谢性疾病，或与遗传、药物有关。中医学认为因嗜食肥甘厚味，胃肠积热；或饮食不节，喜夜食或精神过度紧张，干扰较大；或肝郁脾虚；或气（阳）虚或用药不当等因所致。故古谓肥人多湿、多痰、多气虚，病与脾、胃、肝、肾有关。气虚为病之本，痰湿为痰之标。

（1）艾灸治疗

①灸疗原则。祛湿化痰，通经活络。

②灸疗取穴。曲池、天枢、阴陵泉、丰隆、太冲穴（图3-6）。

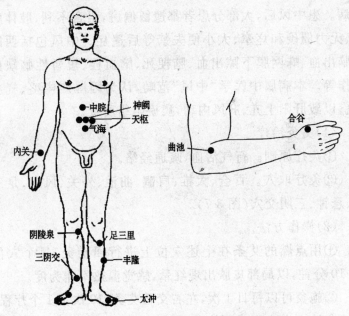

图3-6　曲池、天枢、阴陵泉、丰隆、太冲穴

（2）操作方法

①艾条温和灸（或灸盒灸），距皮肤 25 毫米左右，每穴持续灸 20 分钟。

②隔日灸 1 次，可长期施灸。

（3）方义：曲池、天枢以疏导阳明经气，通调肠胃；阴陵泉、丰隆清热利湿；太冲疏肝而调理气机。

7. 中风后遗症　　中风是中医学对急性脑血管疾病的统称。它是以猝然昏倒，不省人事，伴发口眼㖞斜、语言不利、半身不遂或无昏倒而突然出现半身不遂为主要症状的一类疾病。患中风后，大部分患者都遗留偏瘫、语言不利、肢体麻木、无力僵硬和痉挛、大小便失禁等后遗症。中风包括西医的脑出血、蛛网膜下隙出血、脑梗死、脑血栓、短暂性脑缺血发作等。本病属中医学"中风"范畴，认为因湿痰内盛、气虚火盛以致肝阳上亢、肝风内动，痰瘀阻络所致。

（1）艾灸治疗

①灸疗原则。行气活血，疏通经络。

②灸疗取穴。百会、大椎、肩髃、曲池、外关、风市、足三里、悬钟、三阴交穴（图 3-7）。

（2）操作方法

①用点燃的艾条在上述穴位上进行回旋灸，每个穴位 5～10 分钟，以局部皮肤出现红晕，感觉温热不痛为度。

②施灸可以每日 1 次，左右交替艾灸，10 次为 1 个疗程，连续灸治 2 个疗程后可休息 3～5 天。

（3）方义：古代医家对灸疗法预防中风（脑血管病）有大量记载。宋代王执中在《针灸资生经·卷四》提出："灸绝骨、

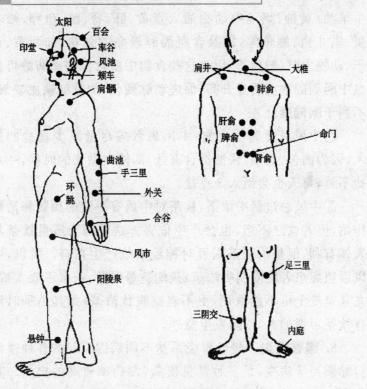

图 3-7　百会、大椎、肩髃、曲池等穴

三里等穴,凡遇春秋,常灸以泄气,素有风人可保无虞"。这里的风人就是指的易患中风的人,及时在季节交替之时施灸,可以预防中风的发生。中风后"脉道不利,气血闭塞",导致肢体功能全部或部分丧失,连灸多个穴位,借助艾灸的热力,到温通经脉,行气活血,化瘀通络。

(4)疾病禁忌

①中风忌食高脂食物:如猪油、牛油、猪肥肉、肥牛羊肉、

牛羊油（黄油、奶油等动物油）、蛋黄、肝、肾、脑、鱼卵、松花蛋、墨斗鱼、鲤鱼等，以及含胆固醇较高的食物，如蛋黄、鱼子、动物内脏、肥肉等，因为这些食物中所含饱和脂肪酸可使血中胆固醇浓度明显升高，促进动脉硬化，加重脑缺血缺氧，不利于脑健康。

②中风忌食高盐食物：中风患者应尽量减少食盐的摄入，因为面包、奶油、酱油都含有盐，即使在做菜的时候，一点盐不放，每天也会摄入 3 克盐。

③中风忌过量喝浓茶：饮茶对中风有一定的预防和治疗作用，但若饮之不当，也会产生危害。这是因为适量饮茶对人体有利，但是饮浓茶则可对神经系统产生兴奋。所以，中风后遗症患者应限制喝浓茶，只能适量喝茶，茶水不要太浓，尤其是晚上更不能饮用，更不宜空腹饮浓茶，尤其是平时没有饮茶习惯的人，以防发生意外。

8. 慢性胃炎 慢性胃炎系指不同病因引起的各种慢性胃黏膜炎等病变，是一种常见疾病，发病率较高的疾病。其临床表现多种多样，但以胃痛，或上腹部不适及胀闷为主，常伴有食欲不振、嗳气、恶心、呕吐、泛酸等症。本病俗称"心口痛"，属中医学"胃脘痛"范畴，认为由情志失调、饮食不节、受寒、劳累等致胃气郁滞，气血不畅，气滞血瘀，不通则痛；或胃腑失于温煦及濡养，不荣则痛。艾灸治疗，对于急性胃痛 1 次即可见效，慢性胃痛要坚持治疗 2 周以上，可隔日 1 次。

（1）艾灸治疗

①灸疗原则。和胃止痛。

②灸疗取穴。中脘、足三里、内关穴（图 3-8）。

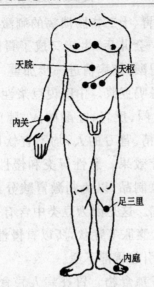

天脘

天枢

内关

足三里

内庭

图3-8　中脘、足三里、内关穴

（2）操作方法

①取仰卧位。

②用点燃的艾条在穴位上进行温和灸,每穴5分钟,以患者感觉温热舒适不烫为度。

③每日1次,10次为1个疗程,至病愈为止。

（3）方义:急则治其标,治疗胃脘痛止痛是关键。足三里乃足阳明胃经下合穴,"合治内腑",可疏调胃腑气机,和胃止痛;中脘为胃之募穴,腑之所会,可健运中州,调理气机;内关宽胸解郁,行气止痛。

（4）疾病禁忌

①慢性胃炎忌喝牛奶。慢性胃炎大多数都是由于胃酸过多引起,牛奶不易消化,会产生过多的酸,使病情加重。胃切除后也不能喝牛奶。牛奶开始进入胃内时,能稀释胃酸的

浓度,缓和胃酸对胃、十二指肠溃疡的刺激,也可使上腹不适暂时缓解。但过一会儿后,牛奶又成了胃黏膜的刺激因素,从而产生更多的胃酸,使病情进一步加重。

②慢性胃炎忌喝豆浆。中医说豆浆性味偏寒而滑利,凡胃寒、食后胸部发闷、反胃、吐酸的人,脾虚易腹胀、腹泻的人,夜尿频以及遗精、肾亏的人,均不宜饮用豆浆,否则会加重病情或影响治疗效果。急性胃炎和慢性浅表性胃炎患者也不宜食用其他豆制品,以免刺激胃酸分泌过多加重病情,或者引起胃肠胀气。这是因为豆类中含有一定量低聚糖,可以引起嗝气、肠鸣、腹胀等症状,所以有慢性胃炎及胃溃疡的人最好少吃,以免引起胃部不适。

③胃炎忌食辛辣食物。胃炎病人忌食的辛辣食物是指辣椒、鲜姜、葱、蒜、花椒等具有一定刺激性的食物。我国许多地区的居民都有食辣的习惯,但是每当有慢性胃炎的患者求医时,大夫往往告诉他们在饮食上应避免食用辣椒、生葱、大蒜等食物。主要原因是患有慢性胃炎的人食用辛辣食物可以加重胃炎的病变程度,很可能造成出血、溃疡等并发症,所以应该禁忌食用,尤其是不可过量食用。

9. 呃逆(膈肌痉挛) 呃逆是指气逆上冲,发于喉间,呃呃连声,声短而频为主症的一种证候。可见于膈肌痉挛、胃肠神经症、胃炎、肝硬化晚期、脑血管病及尿毒症等疾患,有时输液过凉,特别是输激素类药物时,往往也可引起。打嗝常常在吃饭过快、食物过热时产生。一般情况下,数分钟即可平息。如果持续不停地连续几天打嗝儿,可能是胃、横膈、心脏、肝脏疾病或者肿瘤的症状,应及时去医院进行细致的诊治。重症患者,掐按攒竹、涌泉、鱼腰常可缓解,手法宜重,但老年、病重、体弱者慎用。

本病俗称"打嗝",属中医学"呃逆"范畴,认为多因外感风寒,饮食不当,邪积中脘,或暴怒气逆,大病久病等,使胃失和降,胃气上逆所致。

(1)艾灸治疗

①灸疗原则。和中降逆止呃。

②灸疗取穴。中脘、内关、足三里、膈俞穴(图3-9)。

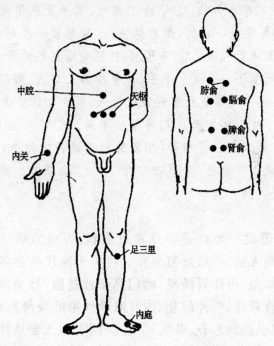

中脘 天枢 肺俞 膈俞 脾俞 肾俞 内关 足三里 内庭

图3-9 中脘、内关、足三里、膈俞穴

(2)操作方法

①用点燃的艾条在穴位上进行温和灸,每穴5分钟,以

患者感觉温热舒适不烫为度。

②每日 1 次,10 次为 1 个疗程,至缓解为止。

(3)方义:中脘是胃经募穴,足三里是胃经合穴,两穴同用,泻之能清胃降气,补之能益气温中;膈俞利膈镇逆;内关解郁和中。膈俞为通治呃逆之要穴。

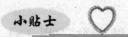

预防治疗小方法:①分散注意力,消除紧张情绪及不良刺激。②先深吸一口气,然后憋住,尽量憋长一些时间,然后呼出,反复进行几次。③喝开水,特别是喝稍热的开水,喝一大口,分次咽下。④洗干净手,将食指插入口内,轻轻刺激咽部。⑤将混合气体装入塑料袋中吸入,混合气体中含 90%氧气和 10%的二氧化碳。⑥嚼服生姜片。⑦将生韭菜洗净,榨出菜汁后口服。⑧柿蒂(指新鲜柿子或柿饼的蒂)每次 20枚,煎水成 100 毫升,分 2 次口服,一次 50 毫升。也可酌情加韭菜子同煎。

10. 呕吐 呕吐是临床常见症状,表现为呕吐胃内容物,或干呕无物,持续反复发作。可见于现代医学多种急慢性疾病,如急、慢性胃肠炎,幽门痉挛或梗阻,肝炎,胰腺炎,胆囊炎,食管癌,胃神经症、内耳眩晕性呕吐及颅脑病变等。不同病因引起的恶心、呕吐,疗效亦不同,以无器质性病变及病变轻微者效果为好,病程长、病重体弱者,疗效较差。进食容易消化的食物,如果时间较长仍未愈,要到医院就诊,排除器质性疾病。本病属中医学"呕吐"范畴,认为由外感邪气、情志失调、饮食不节、劳倦久病等引起胃失和降，胃上逆所致。

　　(1)艾灸治疗

　　①灸疗原则。调和脾胃降逆。

　　②灸疗取穴。中脘、内关、足三里穴(图3-10)。

　　(2)操作方法

　　①用点燃的艾条在穴位上进行温和灸，每穴5分钟，以患者感觉温热舒适不烫为度。

　　②每日1次，10次为1个疗程，至缓解为止。

　　(3)方义：内关为手厥阴经络穴，宽胸利气，降逆止呕；足三里为足阳明经合穴，疏理胃肠气机，通降胃气；中脘为胃经募穴，理气和胃止呕。

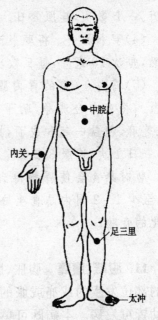

图3-10　中脘、内关、足三里穴

小贴士 ♡

可选用以下食疗方法：

(1)山楂100克，白糖25克。将山楂洗净去核，切碎，浓煎成汁，对入白糖搅拌均匀，每次50毫升，一日3次，连服3日。

(2)莱菔子50克。将莱菔子炒熟，碾碎成细末，每次服5

克,温开水冲服,一日2次,连服5日。

(3)青梅20个。洗净,去核,慢火煎,去渣取汁,每次20毫升,一日数次,连服3日。

(4)萝卜1个。将萝卜洗净,切成碎块,捣烂,榨汁,隔水炖熟,每次15毫升,每日数次。

(5)鸡内金(鸡的胃内膜)2个,面粉100克,盐、芝麻各适量。将鸡内金洗净,晒干后用小火焙干,研成细末,与面粉、芝麻、精盐一起和成面,擀成薄饼,置烤箱内烤熟,每次2张,一日1次,连服3日。

暂时禁食会使胃肠得到休息,对恢复正常功能是必要的,至少1～2周内忌食生冷、冰镇及煎炸油腻、黏食等不易消化的食物。

11. 腹胀、腹痛 腹胀、腹痛是指肚脐以下、耻骨毛际以上的部位发生的或痛或胀的疾病,是临床常见多发病,男女老幼皆可发病。本病既可单独出现,亦可继发其他疾病中,如消化系统的急慢性肠炎、功能性消化不良、慢性溃疡性结肠炎、肝胆疾病(胆囊炎、胆结石、胆道蛔虫等),泌尿系结石,多种妇科病。本病属中医学"腹痛"范畴,认为多因外感时邪、饮食不节、情志失调及素体阳虚导致的气机郁滞、脉络痹阻及经络失养所致。

(1)艾灸治疗

①灸疗原则。行气健脾止痛。

②灸疗取穴。阿是穴、中脘、关元、足三里穴(图3-11)。

（2）操作方法

①取仰卧位。

②用艾条温和灸，距离皮肤 1～2 厘米，每次 20 分钟，以局部皮肤潮红为度。

③每日 1 次，10 次为 1 个疗程，2 个疗程中间休息 3 日。

（3）方义：腹胀、腹痛以局部取穴施灸为主，远端取穴为辅。关元穴为任脉与足三阴经交会穴，有补精、益血、扶正之功，为强壮要穴；足三里既是主治腹部疾病的要穴，又是强壮穴；中脘位于腹部中部，统率中州，为腑

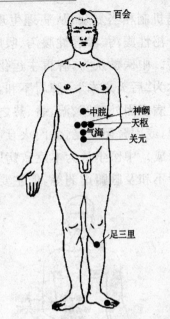

图 3-11　阿是穴、中脘、关元、足三里穴

会；止痛必用阿是穴。诸穴配用，温通经络，行气活血，能够治愈多年顽固性腹痛。

（4）按语：艾灸疗法治疗腹痛、腹胀疗效较好，但本病病因复杂，对治疗效果差或反复发作者，应及时就医以明确诊断，以免延误病情。

12. 慢性腹泻　慢性腹泻中医称为泄泻，主要症状为排便次数增多，粪便稀薄如糊状，甚至稀如水样，脾胃功能异常是其根本病机。现代医学将腹泻分为急性与慢性腹泻两种，腹泻超过 2 个月者属慢性腹泻，否则为急性腹泻，腹泻的发

病机制相当复杂，从病理生理角度可归纳为下列几个方面：分泌性腹泻、渗透性腹泻、吸收不良性腹泻、肠蠕动增强性腹泻。中医学认为，脾胃主运化饮食，是人体气血生化之源，又称为"后天之本"。脾胃不和，百病始生。中医学认为腹泻其发病多因外感寒、湿、暑、热之邪，或因饮食所伤；或因肝气犯脾；或因肾阳不足，命门火衰等造成脾失健运，大肠传导失职而成。中医学认为本症致病原因，有感受外邪、饮食所伤、七情不和及脏腑虚弱等，但主要在于脾胃功能障碍。

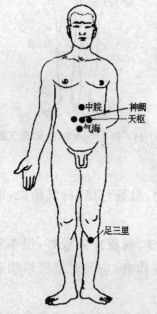

图 3-12　神阙、天枢、足三里穴

（1）艾灸治疗

①灸疗原则。调和肠胃。

②灸疗取穴。神阙（肚脐）、天枢、足三里穴（图3-12）。

（2）操作方法

①取仰卧位，暴露脐部。取纯净干燥的细白盐适量，可炒至温热，纳入脐中，使与脐平，用大艾壮5壮灸肚脐，大约20分钟。

②用艾条温和灸天枢和足三里，每穴大约10分钟，至皮肤出现红晕发热。

③慢性腹泻每日1次，一般10次为1个疗程，直到腹泻停止。

（3）方义：张景岳云说："泄泻之本，无不由于脾胃。"本病无论虚实，皆不可攻伐太过，应以扶正为主，攻邪为辅。从经络理论来看，脐与脾、胃、肾和大肠相通，为精、神、气、血往来之枢要，灸神阙穴可通过经络刺激内脏，起到温经散寒、健脾止泻的作用；天枢为大肠募穴，能调理肠胃气机；足三里健脾益胃，"肚腹三里留"，是治疗肠胃疾病的效穴。

（4）疾病禁忌

①腹泻忌吃油腻食物。油腻食物能抑制胃酸的分泌，影响消化，而使腹泻加重，故过于油腻食物如肥肉、板油、炸花生等应尽量少吃，以免引起消化腹泻；植物油也应限制。腹泻病患者应进流质及半流质饮食。若急性暴泻耗伤胃气；若虚寒泄泻，也可以予以淡姜汁饮用，以振脾阳，调和胃气。所以为了保持肠胃的健康，还需要用蔬菜和水果对自己的肠胃进行"清洗"。

②腹泻忌喝牛奶。牛奶中的蛋白质80%为酪蛋白，牛奶的酸碱度在4.6以下时，大量的酪蛋白便会发生凝集、沉淀，难以消化吸收，严重者还可能导致消化不良或腹泻。

③腹泻忌吃生大蒜。腹泻时吃大蒜不仅无效，反而加重病情。这是因为人在腹泻时，肠内局部黏膜组织炎性浸润，肠壁血管的通透性变异，肠腺体分泌亢进，酿成蛋白质，水盐谢紊乱，使大量体液渗入肠腔，刺激肠壁产生腹泻。此时，整个肠道内均处于"过饱和而紧张应激状态"中。如再吃生蒜这一辛刺激之物，就会激惹肠壁，促进肠黏膜进一步充血、水肿，使更多的组织液渗入肠内，加剧了腹泻。因而，腹泻时忌吃生大蒜，必要时可将大蒜煮熟后再放冷吃。

④腹泻忌刺激致敏食物。腹痛腹泻者,应忌食辣椒、冰冻、生冷食物,戒除烟酒等刺激性食物。要注意增加食物的营养和改变不良的饮食习惯,食物的某些种类、性质及不良的饮食方式方法,如暴饮暴食或不规则的进食,则可加重腹泻的症状。腹泻要同时忌食易对人体具有致敏性的食物,部分患者对某些食物如牛奶、乳制品等表现过敏,当进这些食物时,可引起病情复发或加重,坚决避免食用。

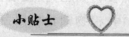

小贴士

(1)无花果鲜叶100克切碎,加入红糖同炒研末,以开水送服,能治经常腹泻不愈。

(2)红茶、干姜丝各3克,以滚水冲泡加盖10分钟,代茶喝。

(3)取新鲜车前草(干品减半)100~150克,洗净,水煎,煮沸5~10分钟后,加红糖适量,趁热喝汤,每天1剂。

(4)葛根20克,黄连5克,黄芩10克,生甘草7.5克,水煎服,治急性腹泻。

(5)白术10克,车前子10克,共为细末,米粥服下。

(6)石榴皮30克,水煎,代茶饮,每日1剂。

(7)茄子叶10余片,水煎服。

(8)粳米磨粉炒焦,每服3~6克,日服3次。

(9)艾叶搓成绒状,酒炒后敷脐上。

(10)黄瓜藤煮水随时饮。

(11)石榴皮、茄根各30克,共焙黄为末,每服3克,开水冲服,早、晚各 1 次。

(12)生石膏 3～5 克,鸡蛋 1 个,用豆油煎后食用。

(13)鲜马齿苋汁半杯,略沸,一次饮完,每日 2～3 次。

(14)取车前子,泽泻各 3 克,厚朴(姜汁炒)4 克,共研末,水调服。用治水泄不止。

(15)石榴皮 15 克,大枣 15 个(去核),甘草 12 克,共捣碎为末,每服 2～3 克,每日 1～2 次。

13. 胃下垂　胃下垂是由于胃支持韧带的松弛或胃壁的弛缓,以致在站立时,胃下缘达盆腔,胃小弯弧线最低点降到髂嵴连线以下的病症。本病可由多种原因引起,如体形瘦长、腹肌不结实者,腹压突然下降,多次生育使腹肌受伤。临床可见,病人形体消瘦,食欲减退,腹部胀闷、疼痛,饭后饱胀感更明显,自觉有下坠感受或腰带束紧感,伴有恶心、嗳气、头晕、面色萎黄、全身乏力、心慌、失眠或腹泻与便秘交替出现等。检查:上腹部平坦,下腹部膨隆,腹肌松弛,肌力降低,稍压可触及腹内动脉搏动,常有振水音。胃肠钡剂造影有助于确诊。

本病属中医学“胃下”“胃缓”“腹胀”范畴。认为多因中气下陷、胃肠停饮、肝胃不和所致。

(1)艾灸治疗

①灸疗原则。补中益气,健脾和胃。

②灸疗取穴。百会、脾俞、胃俞、中脘、梁门、气海、关元、足三里穴(图 3-13)。

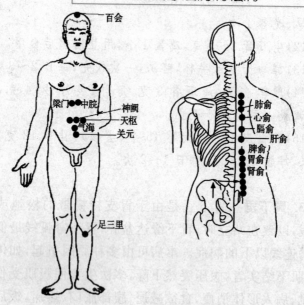

图 3-13　百会、脾俞、胃俞、中脘等穴

（2）操作方法

①温和灸。每穴灸 3～5 分钟，每日 1 次，15 次为 1 个疗程。

②隔姜灸。艾炷如花生仁大，每穴 3～5 壮，每日 1 次，15 次为 1 个疗程。

③隔盐灸神阙。艾炷如花生仁大，每穴 3～5 壮，每日 1 次，15 次为 1 个疗程。

（3）方义：百会升阳举陷；脾俞、胃俞、中脘健脾益胃充腑气，培补后天生化之源；梁门和脾胃，消胀满；气海、关元益气培元，补肾固本；足三里健脾补虚，扶正以固本。

（4）按语

①饮食起居要有规律，少食多餐，不要吃生冷刺激及不

易消化的食物。饭后不宜散步、骑车,可平卧休息片刻。

②加强营养,坚持腹肌锻炼,纠正不良体位。可坚持做胃下垂保健操:仰卧起坐、仰卧挺腹臀部离开床面、仰卧抱膝摇、仰卧踏车、仰卧双腿直腿抬高、仰卧单侧直腿抬高。

③可服用补中益气丸等配合治疗。

14. 便秘 凡排便间隔过久,每次排便量极少,干硬并困难者,均归之为便秘。膳食中纤维质太多,会引起痉挛性便秘;肠道部分或全部阻塞,发生阻塞性便秘;食物中缺少粗纤维质,新鲜蔬菜和水果进食量太少,饮水不足,脂肪量不够,又可导致无力性便秘。便秘可使有毒物质被人体再吸收,时间长了还有可能引起直肠癌,对身体危害极大,因此便秘不是"小疾",而是"大病"。中老年人便秘多是由于气血不足,阴津亏损所致,饮食调理比药物治疗作用持久,更易于接受,而且无副作用。中医学认为多因排便动力缺乏,或津液枯燥所致。

(1)艾灸治疗

①灸疗原则。润肠通便。

②灸疗取穴。天枢、支沟、足三里、上巨虚穴(图3-14)。

(2)操作方法

①取仰卧位,暴露施灸部位。

②用艾绒做成底面直径1厘米,高1.5～2厘米的圆锥状艾炷,点燃灸双侧天枢穴,各灸5壮,约20分钟。

③用艾条回旋灸灸上肢和下肢支沟、足三里和上巨虚穴,每穴7分钟。

④每日1次,10次为1个疗程。

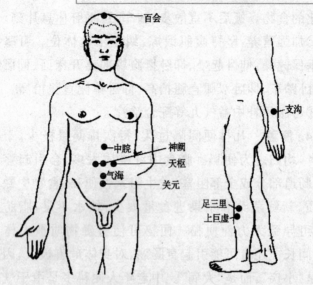

图 3-14　天枢、支沟、足三里、上巨虚穴

（3）方义：应用中医"合治内腑"及"俞募配次"的理论，选用大肠的下合穴上巨虚，足阳明胃经的下合穴足三里，配大肠经的募穴天枢，以疏通腑气；又用支沟宣通三焦气机，三焦气顺，则腑气通调，腑气通，则大肠的传导功能自可复常。

（4）疾病禁忌

①便秘忌食刺激性食物。如烟、酒、咖啡、浓茶以及各种辛辣调味品，如葱、姜、蒜、辣椒、胡椒粉、咖喱等。便秘的患者，膳食中应避免刺激性食物，这是因为长期吃刺激性食物，一是会使大便干燥，加重便秘；二是会引起肠痉挛，使痔静脉充血、水肿，引发痔疮。所以生活中有便秘的人应给予少渣的半流质软食，食物不宜太冷或太热，适当多用些植物油，可以润肠通便。

②便秘禁忌喝浓茶。老年人经常性地大量饮用浓茶容易出现很多身体不适状态。茶叶中的鞣酸不但能与铁质结合,还能与食物中的蛋白质结合生成一种不易消化吸收的鞣酸蛋白,导致便秘症的产生,对于患有便秘症的老年人来说,喝浓茶可能会使便秘更加严重。

③便秘忌不食纤维素食物。常吃富含纤维素的食物,如粗杂粮、薯类、芝麻、梨、蔬菜及水果等,纤维素是最佳的清肠通便剂,它在肠道内吸收水分,吸收毒素,促进通便。

15. 脱肛　直肠、肛管在排大便后向下脱出于肛门之外,称为直肠脱垂,俗称脱肛。脱肛的原因多由于肛提肌和盆底肌薄弱或肛门括约肌松弛。本病多发生于 5 岁以下的小儿(儿童时期盆腔内支持组织发育不全)和老年人,也见于多次分娩的妇女。长期腹泻、便秘、前列腺肥大、膀胱结石、慢性咳嗽等导致持续性腹压增加的疾病,是本病的诱因。中医学认为,本病多因属气血不足,气虚下陷所致。

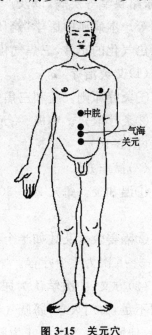

图 3-15　关元穴

(1)艾灸治疗

①灸疗原则。疏风散寒,温经通络,行气活血。

②灸疗取穴。关元穴(图 3-15)。

(2)操作方法

①取仰卧位,暴露施灸部位。

②点燃艾条放入灸盒中,对准关元穴,以患者感觉温热舒适,略有灼热感为度,保持局部温热持续性刺激,每次施灸60分钟,每日1～2次,5次为1个疗程,共治疗4个疗程。

(3)方义:关元为元阴元阳出入之要穴,无论阴虚阳虚,或阴阳失调,皆可强壮关元之真气。真气充沛,关门固摄,脱肛自然得以回纳。

16. 尿潴留　　尿潴留是指小便不利,点滴而出,甚至闭塞不通。多见于慢性前列腺炎、尿路结石、尿路肿瘤、尿路损伤、尿路狭窄等疾病,以及产后妇女、术后患者、中枢神经性疾病等。本病属中医学"癃闭"范畴,认为小便的通畅,有赖于三焦气化的正常,三焦气化不利,可导致癃闭发生。

(1)艾灸治疗

①灸疗原则。疏利三焦气机。

②灸疗取穴。中极、关元、三阴交、阴陵泉、足三里、膀胱俞穴(图3-16)。

(2)操作方法

①温和灸。每穴20～30分钟,每日2次,3次为1个疗程。

②隔姜灸。艾炷如半个枣核大,每穴5～10壮,每日1～2次,3～5次为1个疗程。

(3)方义:中医学认为尿潴留多为气血亏虚,冲任失调,肾阳不足,命门火衰,膀胱气化失司而致,与膀胱、肾、脾、肺、三焦、任脉有关。中极穴为膀胱募穴,关元为足三阴与任脉

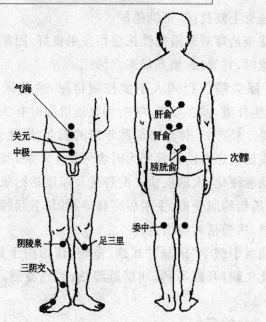

图3-16　中极、关元、三阴交、阴陵泉、足三里、膀胱俞穴

之交会穴、小肠之募穴,据报道这两穴,可使膀胱逼尿肌收缩,膀胱内压上升,艾灸并施可益肾固本,培补真元,增强膀胱气化功能;三阴交为脾肝肾三经之交会穴,阴陵泉为脾经合穴,足三里为阳明经合穴,辅以此3穴可以通调水道,补益气血,以促进水液运行和膀胱气化。诸穴合用起到补肾益气,增强膀胱气化功能而利小便的作用;膀胱俞为针对性取穴。

(4)按语

①可在病人耻骨上区域交替施以冷、热敷,刺激膀胱收缩以促其排尿;给病人听流水声进行暗示,诱导排尿;也可轻

轻按压耻骨上膀胱区,帮助排尿。

②艾灸治疗对非阻塞性尿潴留效果良好,因尿潴留膀胱过度充盈时,宜导尿,慎点局部穴治疗。

17. 尿失禁 指病人不能控制排尿,致使尿液淋漓不尽,不自主外溢,或在咳嗽、喷嚏等腹压增加时有少量尿液外溢。多见于经产妇、体质虚弱和年老的妇女,男性老年人,如果体质虚弱或患有前列腺肥大时也可发生本病,其他亦可见于老年动脉硬化,大脑皮质支配膀胱及尿道括约肌的功能障碍;或尿道括约肌受损、手术后疼痛等原因,引起膀胱收缩无力或膀胱、尿道括约肌松弛。

本病属中医学"尿漏""尿崩"范畴,认为由于肾气虚弱,膀胱气化失职,开阖不利,或膀胱湿热,经气受损,通调无权所致。

(1)艾灸治疗

①灸疗原则。补益肾气,清热利湿。

②灸疗取穴。中极、关元、三阴交、膀胱俞穴(图3-17)。

(2)操作方法

①温和灸。每穴20～30分钟,每日2次,3次为1个疗程。

②隔姜灸。艾炷如半个枣核大,每穴5～10壮,每日1～2次,3～5次为1个疗程。

(3)方义:中极穴为膀胱募穴,关元为足三阴与任脉之交会穴、小肠之募穴,据报道这两穴,可使膀胱逼尿肌收缩,膀胱内压上升,艾灸并施可益肾固本,培补真元,增强膀胱气化功能;三阴交为脾肝肾三经之交会穴,膀胱俞可以通调水道,

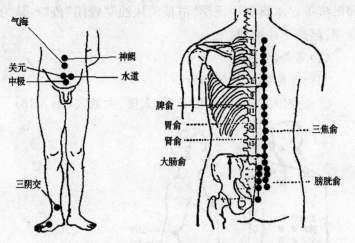

图 3-17　中极、关元、三阴交、膀胱俞穴

补益气血，以促进水液运行和膀胱气化。诸穴合用起到补肾益气，增强膀胱功能。

（4）按语：对于精神、神经性尿失禁及肌张力低下、尿道炎症者效好；对大脑、脊髓器质性病变引起者疗效差；对泌尿生殖器官畸形引起的遗尿无效。

18. 慢性前列腺炎　慢性前列腺炎是成年男性常患的一种泌尿系统疾病，中年人较多见。常因细菌侵犯后尿道，经过前列腺管而入腺体引起发炎；另外性生活过度频繁、过度节制或性交中断、慢性便秘等都可引起前列腺慢性充血，引起前列腺分泌物长期淤积，腺体平滑肌张力减退，从而导致前列腺的慢性炎症。临床主要表现为：尿频、尿后滴尿、尿道灼热、尿初或尿末疼痛。疼痛常放射至阴茎头和会阴部。便后或尿后尿道口常有白色分泌物渗出，伴有下腰部酸痛，小腹及会阴区坠胀、不适以及性欲减退、遗精、早泄、射精痛和阳痿等。本病属中医学"淋证""尿浊""癃闭"范畴,认为由肾虚、湿热下注而成。

(1)艾灸治疗

①灸疗原则。补气行水。

②灸疗取穴。肾俞、足三里、太溪、大敦穴(图 3-18)。

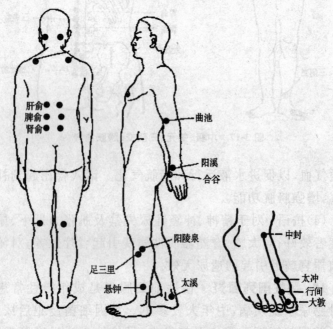

图 3-18　肾俞、足三里、太溪、大敦穴

(2)操作方法

①温和灸。每穴 15～30 分钟,每日 1～2 次,10 次为 1个疗程。

②无瘢痕灸。艾炷如麦粒大,每穴 5～10 壮,每日或隔日 1 次,10 次为 1 个疗程。

（3）方义：肾俞为肾之背俞穴，具有益肾助阳，强腰利水之功；足三里既是主治腹部疾病的要穴，又是强壮穴；太溪为肾经经水的传输之处，故为肾经俞穴；大敦有调补肝肾的作用。诸穴合用，可起到医治前列腺病的作用。

（4）疾病禁忌

①前列腺增生忌饮酒。酒是一种有血管扩张作用的饮品，对于外表看不见的内脏器官，酒精扩张血管引起脏器充血，前列腺当然也不例外。由于一些人有长期饮酒、甚至酗酒的习惯，患慢性前列腺炎就不容易治愈，即使治愈也非常容易复发。忌烟酒，不吃辛辣刺激性食物。对于急性的泌尿生殖系感染，如急性前列腺疾病、急性附睾炎、急性精囊炎等，应给予积极彻底治疗，防止其转为慢性前列腺疾病。平时要多饮水，不憋尿，以保持尿路通畅，并有利于前列腺分泌物的排出。

②前列腺增生忌辛辣食物。辛辣食物，如大葱、生蒜、辣椒、胡椒等刺激性食物会引起血管扩张和器官充血，某些患慢性前列腺疾病的患者有吃辛辣的饮食习惯，常常在疾病症状较重时能够节制，但症状缓解时又故态复萌，这也是引起前列腺疾病迁延难愈的重要原因。为了避免前列腺组织长期、反复地慢性充血，必须忌酒、戒辛辣。慢性前列腺疾病患者一定要克服这些不良嗜好，尤其在疾病的缓解期，更应注意持之以恒，以免因一时的痛快而加重病情，导致长时期的痛苦。

19. 阳痿　　阳痿是指男子未临性功能衰退时期，出现阴茎不能勃起或勃起不坚，影响正常性生活的病证。依据致病

原因分：精神性阳痿,血管性阳痿,神经性阳痿包括颅内疾
病、脊髓损伤和脊髓疾病、周围神经功能障碍,内分泌性阳痿
包括原发性生殖腺功能低下、继发性生殖腺功能低下、高泌
乳素血症、甲亢、甲低等,药物及生殖器官本身疾病如尿道下
裂和尿道上裂等。中医学认为阳痿与肝、肾、阳明 3 经有密
切关系,主要原因有肾气虚弱、劳伤心脾、七情内伤、湿热下
注。

(1)艾灸治疗

①灸疗原则。补肾藏精,清热除湿,养心安神。

②艾灸取穴。关元、三阴交、肾俞、命门穴(图 3-19)。

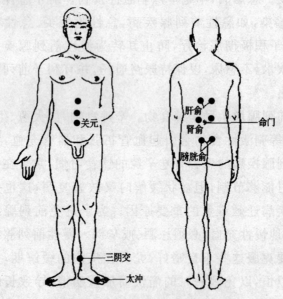

关元

肝俞
肾俞 ————命门
膀胱俞

三阴交
太冲

图 3-19 关元、三阴交、肾俞、命门穴

③配穴。肾阳亏虚加命门;肾阴亏虚加太溪、复溜;心脾

两虚加心俞、脾俞、足三里;惊恐伤肾加志室、胆俞;湿热下注加会阴、阴陵泉;气滞血瘀加太冲、血海、膈俞;失眠多梦加内关、神门、心俞;腰膝酸软加命门、阳陵泉。

(2)操作方法

①温和灸。每穴20～30分钟,每日2次,3次为1个疗程。

②隔姜灸。艾炷如半个枣核大,每穴5～10壮,每日1～2次,3～5次为1个疗程。

(3)方义:关元为足三阴经与任脉交会穴,取之振奋肾中阳气;三阴交为足三阴经交会穴,取之补益肝肾;肾俞、命门补肾气。

(4)疾病禁忌

①阳痿忌吃冬瓜。中医学认为冬瓜味甘,性凉,能降欲火、清心热,具有利尿消肿、清热解毒、消痰、排脓作用。但中医学认为冬瓜属损精伤阳,不利于性功能的食物,强调男性不宜过量食用,如《本草经疏》说:"冬瓜内禀阴土气,外受霜露之侵,故其味甘,气微寒而性冷利。"由此看起来性功能较差的男性还是以慎食为好。

②阳痿忌吃菱角。古人认为多吃菱角可以补五脏,除百病,还可轻身。所谓轻身,就是有减肥健美作用,因为菱角不含使人发胖的脂肪。《本草纲目》中记载,菱角能补脾胃、强股膝、健力益气,菱粉粥有益胃肠,可解内热。其味甘,性寒,有养神强志之功效,可平息男女之欲火。《食疗本草》指出:"凡水中之果,此物最发冷气,……令人冷藏,损阳,令玉茎消衰。"认为是不利于性功能的食物。其影响的环节尚不十分

清楚,但中医学认为它们有伤精气、伤阳道和衰精冷肾等不良的作用。所以生活中有阳痿的人尽量少食为宜。

③阳痿忌吃芥蓝。大部分人都把芥蓝当做一种普通的绿叶蔬菜来食用,而忽略了它的特殊之处。其实,芥蓝的营养价值和药用价值非常丰富,也是我国著名的特产蔬菜。苏东坡还曾写诗赞美:"芥蓝如菌蕈,脆美牙颊响"。但是,吃芥蓝的前提是要适量:数量不应太多,次数也不应太频繁。因为中医学认为,芥蓝有耗人真气的副作用。久食芥蓝,会抑制性激素分泌。中医典籍《本草求原》就曾记载,芥蓝"甘辛、冷,耗气损血"。除有利水化痰、解毒祛风作用外,还有耗人真气的副作用。久食芥蓝,有抑制性激素分泌的作用。《本草求原》说它"甘辛、冷,耗气损血"。所以有阳痿的人不宜食用。

20. 早泄 早泄是行房时阴茎刚插入或未插入阴道而射精,导致阴茎萎软而不能进行正常性交。临床上一般有两种表现:一是行房事时,男子阴茎勃起,尚未性交,便已射精;二是在刚开始性交就立刻射精,随之阴茎软缩。早泄的病因绝大多数为心理性的,如青少年患手淫癖,婚前性交,婚外性生活,夫妻性关系不和谐,多会导致心情焦虑,情绪紧张,使大脑或脊髓中枢兴奋性增强而致早泄;另有少数为器质性病变引起,如慢性前列腺炎、精囊炎、包皮系带短、尿道下裂等。中医学认为早泄多因湿热或相火扰动,或肾气亏虚,精关失固,精液封藏失职而成。

(1)艾灸治疗

①灸疗原则。补肾固精。

②艾灸取穴。关元、三阴交、命门、肾俞、大敦穴（图 3-20）。

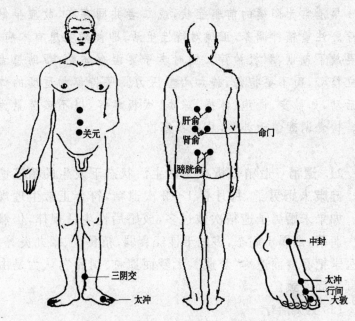

图 3-20 关元、三阴交、命门、肾俞、大敦

（2）操作方法

①温和灸。每穴 20～30 分钟，每日 2 次，3 次为 1 个疗程。

②隔姜灸。艾炷如半个枣核大，每穴 5～10 壮，每日 1～2 次，3～5 次为 1 个疗程。

（3）方义：关元为足三阴经与任脉交会穴，取之振奋肾中阳气；三阴交为足三阴经交会穴，取之补益肝肾；肾俞、命门补肾气；再配以命门，肾俞，大敦可以起到防治早泄的作用。

小贴士

早泄常为阳痿的前驱症状,或二者共同存在,故应早做治疗。注重精神调养,正确对待性生活,即便确实患有本病,亦要放下包袱,积极治疗。同时妻子要温存体贴,帮助患者树立信心,而不要抱怨,施加心理压力。坚持参加适度的体育活动,如散步、慢跑、体操、球类、太极拳等,以不感劳累为度。饮食调理偏于补益,忌生冷寒凉。

21. 遗精　遗精是指在无性生活状态下发生的精液遗泄。健康未婚男子,每月有 1～2 次遗精,符合正常生理规律。如果未婚男子遗精次数过多,或婚后性生活规律,仍然多次遗精,都属于病态,多见于神经衰弱、精囊炎、睾丸炎等。中医学把有梦而遗称"梦遗",无梦而遗称"滑精",认为是由肾气不固所致。

(1)艾灸治疗

①灸疗原则。驱除病邪,补肾固封。

②艾灸取穴。关元、大赫、志室、肾俞、三阴交穴(图 3-21)。

心肾不交加心俞、神门、太溪;肾精亏虚加肾俞、太溪;心脾两虚加神门、厉兑、百会;湿热下注加阴陵泉;阳虚自汗、畏寒肢冷加阴郄、足三里;神疲气怯加肺俞;梦遗加心俞、神门、内关;滑精加肾俞、太溪、足三里。

(2)操作方法

①温和灸:每穴 20～30 分钟,每日 2 次,3 次为 1 个疗程。

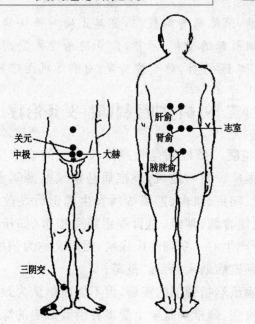

图 3-21　关元、大赫、志室、肾俞、三阴交穴

②隔姜灸：艾炷如半个枣核大，每穴 5～10 壮，每日 1～2次，3～5 次为 1 个疗程。

（3）方义：关元为足三阴经与任脉交会穴，为人体元气之根本，配志室、大赫共奏补肾滋阴、固摄精关之功。梦遗加心俞、神门、内关以清心安神，交通心肾；滑精加肾俞、太溪以滋补肾阴，配足三里调理脾胃，助生化之源，并可兼清化湿热。

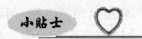

遗精多属功能性，因此在治疗的同时，认真对患者进行

解释和鼓励,消除患者的疑虑,使其正确对待疾病。由某些器质性疾病引起的遗精、滑精,应同时治疗原发病。在临睡前,热水泡脚15分钟,然后按涌泉,有利于巩固疗效。

(二)外科、神经科病症艾灸治疗

1. 颈椎病 颈椎病是指颈椎段脊柱的临床疾病,它包括的范围很广。确切地说,颈椎病是指颈椎椎间盘、颈椎骨关节、软骨、韧带、肌肉、筋膜等所发生的退行性改变及其继发改变,致使脊髓、神经、血管等组织受损害(如压迫、刺激、失稳等)所产生的一系列临床症状,因而又称为颈椎综合征。中医学将颈椎病划入"痹证"范畴。

颈椎病虽然指颈部的疾病,但不能简单认为颈椎病是一种单一的疾病,颈椎病是一个受多种因素影响的综合的症候群。因为颈椎它位于人体脊柱的上端,而脊柱是体内最重要的健康中枢,整个脊柱中所含的脊髓是人体二级生命中枢,仅次于人体一级生命中枢——头颅。另外,颈椎的位置还靠近人体的咽喉"要塞",不仅要上承头颅的重量,还下接活动性较小的胸椎和颈椎,既要负重,又要灵活活动。由于颈椎所处的位置特殊,由颈椎退变而导致的颈椎疾病,会对人体整体健康产生一系列影响。

从临床症状来看,颈椎病变不但会刺激到血管,引起以头晕和以头晕为代表的一系列症状反应,而且会刺激到神经,会感觉到手麻、手痛,活动不便,刺激到颈部脊髓,问题就更严重了,会影响到内脏功能,下肢行走等重要功能。从具体症状来看,颈椎病也是引起血压不稳、心脑血管病及慢性五官科疾病的重要原因。它会引起眩晕、耳鸣、记忆力差、心慌、胸闷、心律失常、胃痛和胃肠功能紊乱等多种症状，所以说颈椎病同时也是一种全身性综合性疾病。

（1）艾灸治疗

①灸疗原则。疏风散寒，温经通络，行气活血。

②灸疗取穴。风池、大椎、后溪穴（图 3-22）。

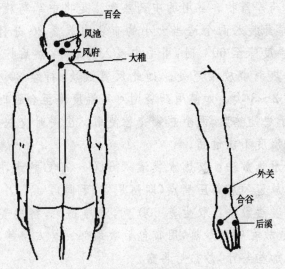

图 3-22　风池、大椎、后溪穴

（2）操作方法

①取俯卧位或俯伏坐位。

②取清艾条 1 支，采用回旋灸，每穴 5 分钟，以皮肤潮红为度。

③每日 1 次，15～20 次为 1 个疗程。

（3）方义：颈椎病主要与督脉和手、足太阳经密切相关，所以取相关经脉上的穴位灸治,远近结合,益气和血,温通筋脉。

小贴士 ♡

　　颈椎病热敷疗法可用热毛巾、暖水袋、热沙袋、电热毯和热醋、中药等器物。常用的中药热敷法是将中草药放入盆内或将中草药装入两个适当大小的布袋内煎煮 20 分钟左右。待药液温度降至 60℃时,用毛巾浸入药液中,然后拧去部分药液,将热毛巾放于患处。如此反复数次,持续 30 分钟左右,每日 2～3 次。如使用药袋则可等温度降至合适时,取出药袋放于患处热敷,两个热袋交替使用。应用时皮肤有伤口应慎重,温度不能过高。

　　(1)水热敷法:取热水袋灌入 60℃～70℃热水,外包一层毛巾,放置颈肩部压痛点(即阿是穴,下同)。

　　(2)姜热敷法:取生姜 500 克,洗净捣烂,挤出姜汁,然后将姜渣放在锅内炒热,用布包后敷颈部阿是穴。等冷再倒入锅内,加些姜汁,炒热后再敷。

　　(3)炒盐敷法:取粗盐 500 克入布袋,放置颈部阿是穴。

　　(4)谷糠敷法:同炒盐敷法。将谷糠放在铁锅内炒热,趁热装入布袋,敷于颈部。

　　(5)中药热袋敷法:取当归、赤芍、防风、牛膝、桂皮、威灵仙、艾叶、透骨草各 90 克,装入布袋内缝针封口。加适量水煎热后,轻轻挤出多余水分,在适当热度时,敷于颈部阿是穴。

2. 落枕　　落枕是急性单纯性颈项强直、疼痛,活动受限的一种疾病。本病多由于躺卧姿势不良,枕头过高或过低,枕头软、硬程度不当,使一侧肌群在较长时间内处于高度伸展状态,以致发生痉挛;也有因睡眠时,颈背部当风,受风寒侵袭,致使颈背部气血凝滞,经络痹阻,使局部肌筋强硬不和,活动欠利;少数患者因颈部突然扭转或肩扛重物时,使部分肌肉扭伤或发生痉挛。临床主要表现为:急性起病,早上起床后(颈部活动后)颈部酸痛,强硬不适,转头困难,低头及仰视吃力,头多歪向一例,动则痛甚,有的患者还牵涉肩背部疼痛。患部僵硬,并有明显压痛。轻者4～5天自愈,重者疼痛严重并向头部及上肢放射,可迁延数周。本病属中医学"颈部伤筋""失枕"范畴,认为多因起居不当,受风寒湿邪侵袭,寒凝气滞,经脉瘀阻。

(1)艾灸治疗

①灸疗原则。疏风散寒,温经通络,行气活血。

②灸疗取穴。天柱、肩井、后溪、阿是穴(图3-23)。

(2)操作方法

①取俯伏坐位。

②取1支清艾条,距皮肤2～3厘米点燃,在患侧行温和灸,每1个穴位约5分钟。

③每日1～2次,连灸3天。

(3)方义:经络不通,筋脉拒急,所以颈部疼痛,活动不利。取局部与远端穴位相结合,借艾灸火热之力,温通经脉,解筋止痛;后溪是八脉交会穴之一,通于督脉,善治颈项强痛。

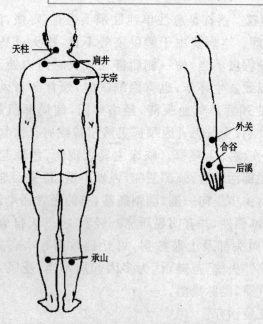

图 3-23　天柱、肩井、后溪、阿是穴

小贴士 ♡

正确的睡眠姿势有利于落枕的预防：正确的睡眠姿势是以仰卧为主，左、右侧卧为辅。有了符合生理需要的保健枕，就能保证仰卧时枕头维护颈部的生理弯曲，使胸部在仰卧中保持呼吸畅顺，全身肌肉能较好地放松，有利于加深睡眠深度。

（1）患者仰卧，将枕头上缘置于平肩位，使头向后过伸呈仰枕位，坚持 20～30 分钟。

（2）继之将枕头向上移至肩与枕后粗隆之间，尽可能使枕头与后项部充分接触,并使局部体位舒适,以保证颈椎的生理前屈位。此位置可自然入睡,坚持1～1.5小时却可,每日1～2次。

(3)枕头应呈长圆柱形,断面直径15厘米,长度约40厘米。

3. 肩关节周围炎 肩周炎,全称为肩关节周围炎,发病年龄大多40岁以上,女性发病率略高于男性,且多见于体力劳动者。由于50岁左右的人易患此病,所以本病又称为五十肩。肩周炎中医学称之为"漏肩风""冻结肩""五十肩"等,是以肩关节疼痛为主,先呈阵发性酸痛,继之发生运动障碍的一种常见病、多发病。患有肩周炎的患者,自觉有冷气进入肩部,也有患者感觉有凉气从肩关节内部向外冒出,故又称"漏肩风"。其病变特点是广泛,即疼痛广泛、功能受限广泛、压痛广泛。肩周炎的发病首先发生一侧肩部疼痛、酸痛或跳痛,夜间痛甚,初起因畏痛而不敢活动,久则产生粘连和挛缩,活动受限,尤以外展、上举、背伸时明显,甚者肩关节失去活动能力。主要症状是肩痛,有时放射到上臂,夜间疼痛明显,肩关节活动受限,影响洗脸、背手、梳头和穿衣等,给患者的日常生活带来极大的不便。

中医学认为肩周炎的形成有内、外两个因素。内因是年老体弱,肝肾不足,气血亏虚;外因是风寒湿邪,外伤及慢性劳损。另外,肩部的骨折、脱位、臂部或前臂的骨折,因固定时间太长或在固定期间不注意肩关节的功能锻炼亦可诱发关节炎。

（1）艾灸治疗

①灸疗原则。温经通络，行气活血。

②灸疗取穴。肩前（奇穴，位于肩前腋横纹头上一横指）、肩髃、肩贞穴（图 3-24）。

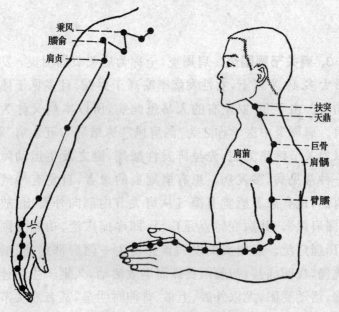

图 3-24 肩前、肩髃、肩贞穴

（2）操作方法

①取坐位，暴露肩关节。

②取 1 支清艾条，距皮肤 2～3 厘米点燃，在穴位上作回旋灸，每穴 10 分钟，以皮肤出现红晕为度。

③每日 1 次，10 次为 1 个疗程，连续治疗 2 个疗程。

④灸后做肩关节旋转活动 10～15 分钟。

（3）方义：艾灸火热之力激发手三阳经之经气，阳气旺则寒气消，寒气消则气血行，气血行则经脉通，经脉通则疼痛止。

（4）按语：并非所有肩周部疼痛均是肩周炎。有些心绞痛、心肌梗死可产生左肩疼痛，肝胆疾病可引起右肩痛，某些肺癌、颈椎病也可引起肩臂痛。在作出肩周炎诊断时，应排除以上情况及肩部恶性病变，以免耽误病情。

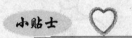

肩关节周围炎患者在各期均可以进行肩关节的功能锻炼，在早期可以预防粘连，在进展期可以阻止粘连的进一步发展，改善关节活动并预防关节的冻结，在后期又可以解除冻结，有利于恢复关节活动功能。

（1）摇肩：健侧手叉腰，患侧手呈握拳状，肘臂伸直，然后做顺时针、逆时针的摇肩动作20次。

（2）背后拉腕：在患侧上肢内旋并后伸（向后摸脊）的姿势下，健手握住腕部，向健侧牵拉20次。

（3）爬墙松肩：病人面对墙壁，双肩上举，如爬墙状，以抬举肩关节100次。

（4）扶墙下蹲：面向墙壁站立，两臂前举同肩宽，两手扶墙壁固定，然后两腿屈膝下蹲，继而反复，做5次。

4. 肋间神经痛　　肋间神经痛是指肋间神经分布区出现经常性疼痛，并有发作性加剧特征。原发性肋间神经痛较少见，病因主要与流感、疟疾等有关；继发性者多与邻近器官的组织感染、外伤或异物压迫等有关。此外,髓外肿瘤和带状疱疹亦常引起本病。临床表现为:肋间疼痛,咳嗽、喷嚏、深呼吸时加重。疼痛剧烈时可向同侧肩背部放射。检查:相应皮肤区域感觉过敏,沿肋骨边缘有压痛。本病属中医学"胸胁痛"范畴。认为多由邪犯少阳、肝气郁结、肝胆湿热而致经气失调、气血瘀阻所致。

(1)艾灸治疗

①灸疗原则。舒肝行气,通络止痛。

②灸疗取穴。膻中、期门、阳陵泉穴(图 3-25)。

(2)操作方法

①用清艾条点燃悬灸,距穴位 2～3 厘米,往复做雀啄灸,直至局部皮肤温热,潮红为度,大约每个穴位 5 分钟。

②每日 1 次,10 次为 1 个疗程,连续治疗 2 个疗程。

(3)方义:膻中宽胸理气;期门,阳陵泉疏散肝胆经的之络。三穴合用,可起到舒肝行气,通络止痛之功。

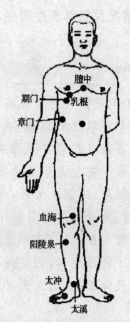

图 3-25　膻中、期门、阳陵泉穴

(4)按语

①本病多与情致有关,注意保持心情舒畅;注意休息,避

免劳累。

②如是心脏病、脊髓病等引起的肋间神经痛，在治疗的同时，对引起本病的原发病进行积极治疗。

5. 肱骨内上髁炎　肱骨内上髁炎，又名肘内侧疼痛综合征，俗称高尔夫球肘。以肘关节内侧疼痛，用力握拳及前臂作旋前伸肘 肱骨内上髁炎动作（如绞毛巾、扫地等）时可加重，局部有多处压痛，而外观无异常为主要肱骨外上髁炎又称肱骨内髁症候群、肱骨内髁骨膜炎、肱桡关节内侧滑囊炎、高尔夫肘等。肱骨内上髁部是前臂伸肌群的起点，由于肘、腕反复用力长期劳累或用力过猛过久，使前臂伸肌总腱在肱骨外上髁附着点处，受到反复的牵拉刺激造成该部组织部分撕裂、出血、扭伤而产生的慢性无菌性炎症。有时还可以导致微血管神经束绞窄及桡神经关节支的神经炎等。肱骨内上髁炎主要表现为肘关节外上部疼痛，有时疼痛会向前臂内侧放射；病情较严重者，可反复发作，疼痛为持续性，致使全身无力，甚至持物掉落。本病属中医学"痹证""伤筋"范畴，认为多因气血虚弱，风寒湿邪乘虚而入，气血运行不畅、痰阻经络、脉结失和所致。

（1）艾灸治疗

①灸疗原则。疏风散寒，温经通络，行气活血。

②灸疗取穴。曲池、阿是穴（图 3-26）。

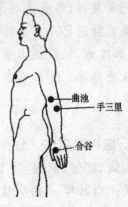

图 3-26　曲池、阿是穴

（2）操作方法

①取俯伏坐位，屈肘 90°度放于桌面上。

②将鲜生姜切成直径 2～3 厘米，厚约为 0.3 厘米的薄片，中间以针刺数孔，然后将姜片置于穴位上，再将艾柱放在姜片上点燃施灸，各灸 5 壮。

③每日 1 次，10 次为 1 个疗程。

（3）方义：手阳明经筋证，取多气多血的阳明经筋结聚之曲池穴，活血化瘀、通经活络；在局部施以隔姜灸法，有温经散寒、活血通痹止痛作用。

小贴士 ♡

症状轻微者，平时加强注意，几天或几个月后可自愈；如果反复发作、持续性疼痛、无力，甚至手里的东西会突然掉在地上，应及早就医。在生活中要注意：①打网球或羽毛球时，选择质地轻、弹性佳、品质优良的球拍，以减少手臂的负担。②买菜时，尽量使用推车，少用提篮；提壶、倒水、拧衣物及手提重物时要注意手腕姿势，不可背屈。③使用拖把拖地时，腿部略弯，以腰腿力量带动肩膀、手臂，而不是光用手臂的力量来拖动。④如有症状，应尽可能减少工作量，以免病情加重。

6. 急性腰扭伤　急性腰扭伤，俗称闪腰，为腰部软组织包括肌肉、韧带、筋膜、关节、突关节的急性扭伤。急性腰扭伤多见于青壮年。主要因肢体超限度负重，姿势不正确，动作不协调，突然失足，猛烈提物，活动时没有准备，活动范围过大等。一旦出现腰扭伤,患者立即腰部僵直,弯曲与旋转陷入困境,疼痛剧烈且波及范围大,肌肉痉挛,咳嗽或打喷嚏会使疼痛有加,难以行走,有的患者尚需家属搀扶,或抬至附近医院急诊。X线检查可见脊柱变直或有保护性侧凸。中医认为:"腰者,一身之要,仰俯转侧无不由之。"急性腰扭伤的治疗采用推拿、针灸、理疗、中药内服等方法,能促进血液循环,缓解腰肌痉挛与腰部疼痛症状,恢复腰部功能。治疗上为非手术疗法。本病属中医学"腰痛""伤筋"范畴,认为由腰部伤筋,气血运行不通,气滞血瘀,不通则痛。

(1)艾灸治疗

①灸疗原则。活血通络,祛瘀止痛。

②灸疗取穴。痛点、肾俞、大肠俞、腰阳关穴(图3-27)。

(2)操作方法

①取俯卧位。

②将生姜切成直径4厘米、厚约0.4厘米的姜片,用小号三棱针将姜片均匀穿刺数孔。

③在姜片上放置大艾炷(炷底直径约1.5厘米,炷高约2厘米,重量2～2.5克。)

④每穴灸5壮,每日1次,10次为1个疗程,直到

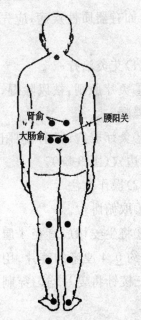

图3-27 痛点、肾俞、大肠俞、腰阳关穴

腰痛痊愈。

⑤或用温和灸,每日 1 次,10 次为 1 个疗程。

(3)方义:疼痛在腰脊部,为督脉、足太阳经证,隔姜灸肾俞、腰阳关、秩边三穴可温肾阳、逐寒湿、活气血、通经络,从而达到治疗腰肌劳损的作用。

7. 慢性腰痛 慢性腰痛是一种临床常见病症,多表现为单侧或双侧腰部疼痛,时轻时重,疼痛处多有肌肉痉挛的现象,常伴有腰活动功能受限,影响弯腰、上下床等。造成慢性腰痛的疾病很多,如慢性腰肌劳损、腰骶椎关节炎,增生性脊柱炎、腰椎骶化,急性骶椎裂等病。中医学认为"腰为肾之府",慢性腰痛与肾虚和感受风寒湿邪有关。腰痛先要查明病因,如有器质性疾病,应先治本。

(1)艾灸治疗

①灸疗原则:祛风除湿,补肾强腰。

②灸疗取穴:肾俞、腰阳关、秩边穴(图 3-28)。

(2)操作方法

①取俯卧位。

②将生姜切成直径 4 厘米、厚约 0.4 厘米的姜片,用小号三棱针将姜片均匀穿刺数孔。

③在姜片上放置大艾炷

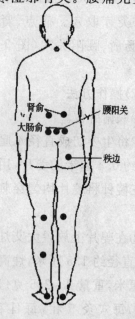

图 3-28 肾俞、腰阳关、秩边穴

（炷底直径约 1.5 厘米,炷高约 2 厘米,重量 2～2.5 克。）

④每穴灸 5 壮,每日 1 次,10 次为 1 个疗程,直到腰痛痊愈。

（3）方义:疼痛在腰脊部,为督脉、足太阳经证,隔姜灸肾俞、腰阳关、秩边三穴可温肾阳、逐寒湿、活气血、通经络,从而达到治疗腰肌劳损的作用。

8. 腰椎间盘突出症　　腰椎间盘突出症又名"腰椎间盘纤维环破裂症"。腰椎间盘突出症民间俗称"腰腿痛",属于中医"骨痹"范畴,它是椎间盘(纤维环)破裂后髓核压迫神经导致腰腿痛的一种骨科疑难病。腰椎间盘突出症可称得上是真的"大众病",据资料显示,有 70％～80％的腰腿痛患者深受腰椎间盘突出症之害。事实也是这样,在医院的疼痛门诊中腰椎间盘突出症患者同样是骨伤疼痛科的主要人群。由于腰椎间盘突出症的原因极其复杂,病程少则几天,多则几十年,严重危害着人体的健康。但现实生活中腰椎间盘突出症的预防还未得到大多数人的重视,待腰椎间盘突出症发生或病情发展到严重程度时,才后悔莫及。本病属中医学"腰痛""腰腿痛"范畴,认为因腰部外伤、慢性劳损或感受寒湿之邪而致。

（1）艾灸治疗

①灸疗原则。补益肝肾,温经通络,行气活血。

②灸疗取穴。肾俞、环跳、委中穴(图 3-29)。

（2）操作方法

①取俯卧位,暴露腰部及患侧下肢。

②用点燃的艾条在穴位上行回旋灸,每个穴位 10 分钟,

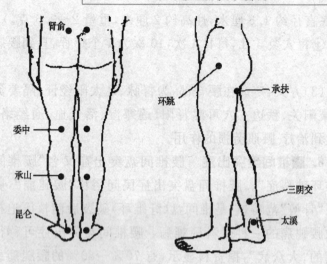

肾俞

环跳

承扶

委中

承山

三阴交

昆仑

太溪

图 3-29　肾俞、环跳、委中穴

以局部皮肤出现红晕发热为度,出现向下感传现象更佳;可以同时沿下肢后侧和外侧膀胱经(下肢后侧中线)和胆经(下肢外侧中线)悬灸。

③一般隔日 1 次,连续治疗 15～20 次。

(3)方义:腰椎间盘突出中医主要属足太阳、足少阳经脉和经筋病证。"腰为肾之府",灸肾俞可以补肾气,强筋骨;环跳为治疗下肢疾病的要穴,它的下方为坐骨神经干,艾灸可以促进坐骨神经血液循环,迅速消除局部水肿,消除炎症,减轻疼痛;委中为足太阳经穴,"腰背委中求",可疏调腰背部膀胱经脉之气血。

(4)疾病禁忌:急性腰椎间盘突出症当天一般不要按摩,以免局部血管扩张,发生渗血和加重水肿;24 小时后,局部可用热敷、按摩、拔火罐等治疗,或食盐炒热布包敷患处,或用指尖、掌缘或半握拳的手均匀地敲击腰背部受伤的肌肉；还可用红花油、米酒等涂抹、按揉患处，以促进局部的血液循环，调和气血。

小贴士 ♡

在临床上我们可以经常看到腰椎间盘突出症患者经过治疗和休息后，一段时间病情得到缓解或临床症状消失，但不长时间，患者又常成为"拜访"医生的"回头客"。原因有如下几点：

（1）腰椎间盘突出症急性期经过治疗，虽然症状基本消失，但绝大多数患者的椎间盘髓核并未完全还纳回去，只是压迫神经根程度有所缓解，或者是和神经根的粘连解除而已。

（2）腰椎间盘突出症患者病情虽已稳定或痊愈，但在短时间内，一旦劳累或扭伤腰部可使椎间盘髓核再次突出，导致本病复发。

（3）腰椎间盘突出症患者在症状消除后，有的患者在寒冷、潮湿的环境下不注意保暖，致使风寒湿邪侵袭患病部位，加之劳累则容易诱发腰椎间盘突出症的复发。

（4）腰椎间盘突出症患者术后虽然突出节段髓核已被摘除，但手术后该节段上、下的脊椎稳定性依然欠佳，故在手术节段上、下二节段的椎间盘易脱出，而导致腰椎间盘突出症的复发。

由此说明控制腰椎间盘突出症需要全面管理，彻底治愈腰椎间盘突出症并非一朝一夕的功夫，需要注意生活的各个细节,如此才有可能使疾病得到彻底的控制。

9. 坐骨神经痛 坐骨神经痛是由多种原因引起沿坐骨神经通路及其分布区发生疼痛的一种综合征,可分为原发性和继发性两类。继发性坐骨神经痛按受损部位不同又可分为:坐骨神经根炎,最常见的是第 4～5 腰椎椎间盘纤维环破裂,其次是椎管骨肿瘤、骨结核、蛛网膜炎等。

临床表现为:先有一侧腰部及臀部疼痛,并向一侧大腿后侧、腘窝、小腿外侧及外踝部扩散。其疼痛特点一般是在持续性钝痛的基础上呈发作性加剧,如刀割样、针刺样或烧灼样,并常常因弯腰、咳嗽等动作及夜间加重。为减轻疼痛,患者被迫采取各种防御姿势:站立时身体重量落于健侧下肢,脊柱凸向健侧;坐位时健侧臀部着椅,患侧臀部落空;卧位时向健侧卧位,患侧髋关节微屈。

中医学认为坐骨神经痛与肝肾亏虚有关。多由血气虚弱,肝肾亏虚,加上劳累过度或有外感寒湿之邪导致寒湿闭阻经脉,血气瘀滞所致。

(1)艾灸治疗

①灸疗原则。清热利湿,舒筋活络,补益肝肾。

②灸疗取穴。环跳、委中、承山、昆仑穴(图 3-30)。

(2)操作方法

①取俯卧位。

②用点燃的艾条在穴位上行回旋灸,每个穴位 10 分钟,以局部皮肤出现红晕发热为度,出现向下感传现象更佳。

③每日 1 次,10 次为 1 个疗程,治疗 2 个疗程。

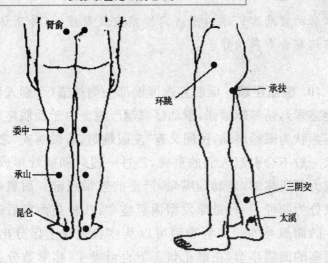

图 3-30　环跳、委中、承山、昆仑穴

（3）方义：环跳为足太阳膀胱经与足少阳胆经的交会穴；可通调两经的气血，活络止痛；配以委中、承山、昆仑等，通过艾绒，使热力温和持久直达病所，起到温散寒邪、活血祛瘀的作用，从而有效的激发经络的功能，从而达到疏通经络，行气止痛的目。

小贴士　♡

　　许多坐骨神经痛的患者都可清楚地诉述发病是与一次突然的腰部"扭伤"有关，如发生于拎举重物，扛抬重物，长时间的弯腰活动或摔跌后。因此，此病患者当需要进行突然的负重动作前，应预先活动腰部，尽量避免腰部"扭伤"，平时多进行强化腰肌肌力的锻炼，并改善潮湿的居住环境，常可降低本病的发病率。本病患者急性期应及时就医,卧床休息,并密切配合中药治疗。

10. 面肌痉挛　面肌痉挛即面部一侧抽搐(个别人出现双侧痉挛),精神越紧张,激动痉挛越严重。由于面肌痉挛的初期症状为眼睑跳动,民间又有"左眼跳财,右眼跳灾"之称,所以一般不会引起人们的重视,经过一段时间病灶形成,发展成为面肌痉挛,连动到嘴角,严重的连带颈部。面肌痉挛可以分为两种,一种是原发型面肌痉挛;一种是面瘫后遗症产生的面肌痉挛。两种类型可以从症状表现上区分出来。原发型的面肌痉挛,在静止状态下也可发生,痉挛数分钟后缓解,不受控制;面瘫后遗症产生的面肌痉挛,只在做眨眼、抬眉等动作产生。本病属中医学"胞轮振跳""瞤目"范畴,认为是由于素体阴亏或体弱气虚引起阴虚血少、筋脉失养或风寒上扰于面部而致。注意调畅情绪,保持充足睡眠,避免劳累、情绪紧张是防治本病的有效办法。

(1)艾灸治疗

①灸疗原则:益气养血,滋阴舒筋,疏风散寒。

②灸疗取穴:太阳、颊车、翳风、风池、合谷穴(图3-31)。

(2)操作方法

①用清艾条点燃悬灸,距穴位2～3厘米,往复做雀啄灸,直至局部皮肤温热,潮红为度,大约每个穴位5分钟。

②每日1次,10次为1个疗程,连续治疗2个疗程。

(3)方义:翳风穴深部即是面神经出茎乳孔处,艾条借灸火的温和热力和艾叶之温经通脉的功能,不断地透达到深部

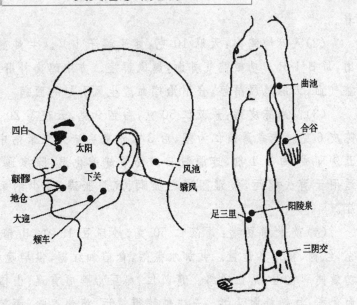

图 3-31　太阳、颊车、翳风、风池、合谷穴

的病所,起到温补气血的治疗目的;灸合谷,颊车祛除阳明、太阳筋络之邪气,祛风通络。

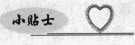

食疗方药

(1)龙眼肉粥:龙眼肉 15 克,大枣 3～5 枚,粳米 100 克。煮粥热食。功效养心补脾,安神除烦。龙眼肉是良好的养心补脾品,内含多种维生素和丰富的蛋白质,与红枣、粳米同煮粥,起协同作用。此膳是我国民间用于养心益智、健脾补血的美味佳餐。适合于面瞤不止、心烦失眠、食少体倦等症患

者。

(2)天麻炖鸽肉：天麻 10 克，健康鸽子 1 只。共炖熟食用，每日 1 只。功效益气补血，熄风解痉。方中鸽肉补肝肾，益气血，天麻熄风解痉，合用治疗血虚生风引起的面䐎

(3)苡米陈皮粥：薏苡仁 50 克，白芷 9 克，云茯苓 20 克，陈皮 6 克。先煮薏苡仁为粥，后 3 味水煎去渣人薏米粥中三五沸即成，每日 1 剂，连服数日。功效健脾化湿，除痰通络。适用于脾失健运，痰湿阻遏之面䐎、脘腹胀满、食少纳呆等症。

(4)苡米扁豆粥：薏苡仁 50 克，炒扁豆 15 克，山楂 10 克，红糖、粳米各适量。共加水煮粥，食前加红糖，供早晚餐。功效健脾化湿，活血通络。薏苡仁、扁豆治脾虚有湿；山楂活血化积；红糖补血活络。全方使脾得健运，痰化湿除，面部络脉贯通。适于脾虚湿困，经络受阻之证。

11. 跟痛症　　足跟一侧或两侧疼痛，不红不肿，行走不便，又称脚跟痛。是由于足跟的骨质、关节、滑囊、筋膜等处病变引起的疾病。常见的为跖筋膜炎，往往发生在久立或行走工作者，长期、慢性轻伤引起，表现为跖筋膜纤维断裂及修复过程，在跟骨下方偏内侧的筋膜附着处骨质增生及压痛，侧位 X 线片显示跟骨骨刺。但是有骨刺不一定有足跟痛，跖筋膜炎不一定有骨刺。中医学认为，足跟痛多属肝肾阴虚、痰湿、血热等因所致。肝主筋、肾主骨，肝肾亏虚，筋骨失养，复感风寒湿邪或慢性劳损便导致经络瘀滞，气血运行受阻，使筋骨、肌肉失养而发病。本病属中医学"痹证"范畴，

认为多为肝肾阴虚,精髓不足所致。

(1)艾灸治疗

①灸疗原则。舒筋通络,活血止痛。

②灸疗取穴。阿是穴。

(2)操作方法

①取俯卧位。

②将鲜生姜切成 0.3 厘米 厚的薄片,用针在姜片中间刺数孔,上置大艾炷(炷底直径约 1.5 厘米,炷高约 2 厘米,重量 2～2.5 克。)施灸,至有灼痛时另换艾炷再灸,连续灸 5 壮。

③每日 1 次,10 次为 1 个疗程,连续灸治 2 个疗程。

(3)方义:施以阿是穴隔姜灸法,能热至病所,改善局部的血液循环。

(4)按语

①压痛点注射醋酸泼尼松龙,每周 1 次,往往 2～3 次治愈。

②要矫正鞋垫缓解跖腱膜张力,减轻刺激,缓解疼痛;跟垫痛常见于老年人,跟垫弹力下降,整个足跟下方都有压痛。海绵跟垫及封闭疗法有效。

③久治无效的足跟痛可行跟骨砧孔减压术。跟骨骨骺骨软骨病发生于 9 岁左右的男孩,跟 腱用力时疼痛及局部压痛。骨骺愈合后,症状自愈。距骨下关节炎常发生于跟骨骨折后,如保守治疗无效,应行跟距关节融合术。

12. 面瘫(周围性面神经麻痹)　　周围性面神经麻痹是颈乳突孔内急性非化脓性面神经炎引起的周围性面神经瘫

痪。起病突然,多在睡眠醒来时,发现一侧面部板滞、麻木、瘫痪,不能做皱眉、露齿、鼓颊等动作,口角歪斜,漱口漏水,进餐时食物常常停滞于病侧齿颊之间,病侧额纹、鼻唇沟消失,眼睑闭合不全,迎风流泪。部分患者初起有耳后、耳下及面部疼痛,还可出现患侧舌前 2/3 味觉减退或消失、听觉过敏等症。

本病属中医学"面瘫"范畴,认为因风中经络,经气阻滞导致。

(1)艾灸治疗

①灸疗原则。疏风散寒,活血通络。

②灸疗取穴。翳风、颊车、阳白、合谷穴(图 3-32)。

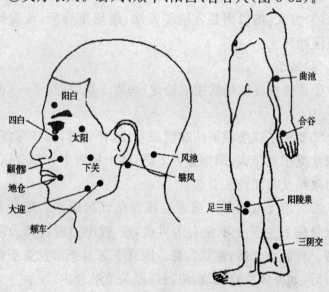

图 3-32　翳风、颊车、阳白、合谷穴

（2）操作方法

①取仰卧位。

②用清艾条点燃悬灸，距穴位2～3厘米，往复做雀啄灸，直至局部皮肤温热，潮红为度，大约每个穴位5分钟。

③每日1次，10次为1个疗程，连续治疗2个疗程。

（3）方义：翳风穴深部即是面神经出茎乳孔处，艾条借灸火的温和热力和艾叶之温经通脉的功能，不断地透达到深部的病所，起到温补气血、活血逐痹的治疗目的；灸合谷，颊车祛除阳明、太阳筋络之邪气，祛风通络；阳白善解少阳之气。诸穴合用，散风牵正。

（4）按语

①注意头面部保暖，勿用冷水洗脸，局部避免受寒吹风，必要时可戴口罩、眼罩防护。因眼睑闭合不全，灰尘容易侵入，每日点眼药水2～3次，以防感染。

②面瘫患者应注意功能性锻炼，如：抬眉，双眼紧闭，鼓气，张大嘴，努嘴，示齿耸鼻，湿热毛巾热敷，每天3～4次以上。

③患者多为突然起病，难免会产生紧张、焦虑、恐惧的情绪，有的担心面容改变而羞于见人及治疗效果不好而留下后遗症，这时要根据患者不同的心理特征，耐心做好解释和安慰疏导工作，缓解其紧张情绪，使病人情绪稳定，身心处于最佳状态接受治疗及护理，以提高治疗效果。

④由于眼睑闭合不全或不能闭合，瞬目动作及角膜反射消失，角膜长期外露，易导致眼内感染，损害角膜，因此眼睛的保护是非常重要的，减少用眼，外出时戴墨镜保护，同时滴

一些有润滑、消炎、营养作用的眼药水,睡觉时可戴眼罩或盖纱块保护。

⑤以生姜末局部敷于面瘫侧,每日 1/2 小时;温湿毛巾热敷面部,每日 2～3 次,并于早晚自行按摩患侧,按摩时力度要适宜、部位准确;只要患侧面部肌肉能运动就可自行对镜子做皱额、闭眼、吹口哨、示齿等动作,每个动作做 2 个八拍或 4 个八拍,每天 2～3 次,对于防止麻痹肌肉的萎缩及促进康复是非常重要的。此外,面瘫患者应注意不能用冷水洗脸,避免直接吹风,注意天气变化,及时添加衣物,防止感冒。

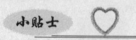

面瘫治疗偏方

(1)鳝鱼血治疗面瘫:《世医得效方》以"大鳝鱼一条,以针刺头上血,左斜涂右,右斜涂左,以平正即洗去"的治法,说明涂鳝鱼血是自古以来中医治疗面瘫的方法之一。现代有人取鳝鱼血制成血膏,贴于患侧口角,3～5 天换药 1 次,一般一次而愈。注意:复原则当将血膏揭去,不可矫枉过正。

直接涂血的方法:

①将鳝鱼血涂于患侧,30 分钟后洗去,3 天后再行第二次治疗。

②先用面粉加水,调搓成面条,做成圆圈形,置于患侧面部,用消毒针头在圆圈内地仓穴画"十"字,渗血为度,最后,取鳝鱼一条,切头,使血滴于面圈内,2 天后擦去,每隔 2～5 天一次。

(2)手法治疗面瘫:五指太极脊椎整骨手法安全快速治

愈面瘫。巴豆酒外熏面瘫之手掌心劳官穴,每次 1～2 小时,重者可治疗 4 小时,每日 1 次,5 次为 1 个疗程。巴豆研细,放铝壶或玻璃瓶中,加入 75％乙醇(酒精)或好烧酒 500 毫升,温热外用。

13. 背肌筋膜炎　背肌筋膜炎亦称"肌筋膜纤维织炎""肌纤维综合征",是临床常见病、多发病。以颈肩、两肩胛骨之间酸痛,肌肉僵硬发板,沉重感为主症,阴雨天及劳累后症状加重,颈肩背部有固定压痛点或压痛较为广泛,背部肌肉僵硬,沿竖棘肌走向常可触及条索状的改变。本病属中医学"痹证"范畴,认为多因劳损、肝肾亏虚或外邪侵犯而致脉络、经筋受损,气血运行凝滞,瘀血内积,闭塞不通所致。对病程长、疼痛较剧烈者可配合局部热敷等。平时注意保暖,避免局部疲劳可预防或减缓症状。

(1)艾灸治疗

①灸疗原则。舒经活血,温经通络。

②灸疗取穴。阿是穴、大杼、肾俞、阳陵泉穴(图 3-33)。

(2)操作方法

①取俯卧位,暴露操作部位。

②切取 3 厘米 ×4 厘米 大小的鲜姜片 3～4 片,每片厚约 0.2 厘米,中间扎数个小洞。

③在姜片上放置大艾炷(炷底直径约 1.5 厘米,炷高约 2 厘米,重量 2～2.5 克。)

④进行隔姜灸,每穴灸 5 壮,直到局部皮肤潮红,僵硬肌肉变软为止。

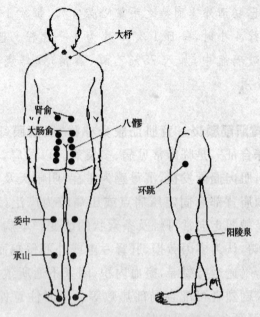

图 3-33　阿是穴、大杼、肾俞、阳陵泉穴

⑤每日灸 1 次,周日休息,共治疗 2 周。

(3)方义:项背部膀胱经从骶棘肌中经过,灸大杼,肾俞可调理经脉气血,膀胱主筋所生病,对项背部肌肉病变起着重要作用。骨会大杼,筋会阳陵,诸穴共灸,能够调理脏腑、温煦阳气、激发经气、疏散邪气,从而达到舒筋通络、松解粘连、消炎祛痛之目的。

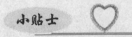

小贴士

长期伏案工作,其颈背部的肌肉长时间处于持续紧张状

态，日久天长便会产生慢性劳损，发生背肌筋膜炎。其主要诱发因素是慢性劳损、寒冷、潮湿等，尤其是长时间背部肌肉收缩使背部肌筋膜及肌组织发生水肿、渗出及纤维性变，从而出现一系列临床症状。表现为背部弥漫性钝痛，尤以颈肩交界处及肩胛区更为明显，有时会有局部发凉、麻木、肌肉痉挛等症状。因此，连续伏案 40 分钟，应休息 5 分钟，并做颈背部活动，注意保暖，做局部热敷，对缓解病情有显著疗效。

14. 腱鞘囊肿　腱鞘囊肿是指在关节和腱鞘附近的腱鞘发生囊性肿胀的一种病症。临床主要表现为：局部隆起，肿块呈圆形或椭圆形，大小不一，高出皮面。初起质软，能触有轻微波动感，日久纤维化后，则可变硬，多无症状，少数按之有酸胀、疼痛或自觉无力感。发于腘窝内者，直膝时则在深处而不易摸清楚，有部分腱鞘囊肿可自消。临床以腕关节背侧发病者为多见。腱鞘囊肿的治疗通过挤压或捶击，使腱鞘囊肿破裂，逐渐自行吸收，但是治疗后可能复发。与关节腔相通的不容易破裂；或采用穿刺抽出囊液，注入肾上腺皮质激素或透明质酸酶，有一定疗效。其他方法治疗无效时，可手术切除腱鞘囊肿。本病属中医学"腕结筋""筋聚"范畴，认为多因劳伤或伤后气血阻滞，血不荣筋，夹痰瘀凝结而成。

（1）艾灸治疗

①灸疗原则：活络化瘀，温通气血。

②灸疗取穴：阿是穴。手腕部加列缺、阳溪穴（图 3-34）。

（2）操作方法

①取坐位，前臂平放于桌面，桡侧向上。

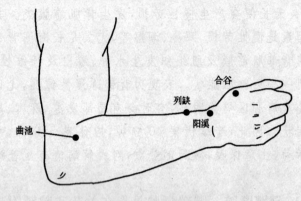

图 3-34　列缺、阳溪穴

②用点燃的艾条在穴位上行温和灸,每穴 10 分钟,以局部皮肤出现红晕发热为度。

③每日 1 次,10 次为 1 个疗程,至症状消失为止。

(3)方义:列缺为八脉交会穴之一,居奇经八脉之首,通于任脉,有调节阴经经气的作用,能起到固本的治疗作用;阳溪为阳明经穴,阳明经多气多血,灸之行气血以止痛。二穴合用,标本同治。阿是穴是主穴,取以痛为腧之意。

15. 第三腰椎横突综合征　第三腰椎横突综合征是指第三腰椎横突处及周围软组织的急损伤、慢性劳损、感受风寒湿邪等,致第三腰椎横突处发生无菌性炎症、粘连、变性、及增厚等,刺激腰脊神经而引起腰臀部疼痛。多见于从事体力劳动者的青壮年,以一侧慢性腰痛,晨起或弯腰时疼痛加重,久坐直起困难为特征,腰痛如刺,痛处固定,拒按,常可引起同侧臀部及下肢后外侧放射痛。腰痛日久,酸软无力,遇劳更甚,喜按喜揉。第三腰椎横突处压痛明显,可触及条索状硬结。

中医学认为因腰部外伤、慢性劳损或感受寒湿之邪而致。本病多发生于腰肌力量薄弱,体格瘦弱,反复弯腰者,平素宜保暖,避免感受风寒及腰部扭挫伤,加强腰背肌功能锻炼。

(1)艾灸治疗

①灸疗原则。舒筋通络,活血散瘀,消肿止痛。

②灸疗取穴。肾俞、委中穴(图 3-35)。

(2)操作方法

①取俯卧位,暴露腰部及患侧下肢。

②用点燃的艾条在穴位上行回旋灸,每个穴位 10 分

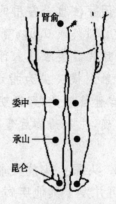

图 3-35　肾俞、委中穴

钟,以局部皮肤出现红晕发热为度,出现向下感传现象更佳;可以同时沿下肢后侧和外侧膀胱经(下肢后侧中线)和胆经(下肢外侧中线)悬灸。

③一般隔日 1 次,连续治疗 15~20 次。

(3)方义:"腰为肾之府",灸肾俞可以补肾气,强筋骨,艾灸可以促进坐骨神经血液循环,迅速消除局部水肿,消除炎症,减轻疼痛;委中为足太阳经穴,"腰背委中求",可疏调腰背部膀胱经脉之气血。

小贴士 ♡

其他疗法:可在痛点(阿是穴)用一根针强刺激手法,深刺达病区,捻针柄以提高针感,已有酸、麻、胀、串等"得气"征时,可留针10～15分钟,10次为一疗程,一般需1～2疗程。封闭疗法也是常用的方法,在压痛点注入醋酸泼尼松龙25毫克加1%或0.5%普鲁卡因3～10毫升,每周1次,4次为1个疗程。要求注入部位一定要准确,注射时医生先以左手拇指触到横突尖为指示目标,然后沿拇指尖刺入2～3厘米,如有骨性感觉,即证明刺中横突尖,再将药物注入。如果注射准确,注入药物后弯腰及压痛点可完全无痛。

16. 头痛 头痛是临床常见的自觉症状,既可单独出现,亦可并发于其他疾病,如五官疾病、血管及神经系统疾病等很多疾病都可以引起头痛。表现为:额部、颞部及枕部的剧烈疼痛,有跳痛、胀痛、搏动性痛,每次发作持续数小时,伴有恶心、呕吐,出汗、心慌、面色苍白或潮红、流泪。本病属中医学"头痛""头风"范畴,认为由病邪阻络,头部脉络不通所致。艾灸疗法主要是对症治疗,治疗前应尽量明确病因,尤其用本法治疗无效时,应及时检查或采用其他疗法,以免延误病情。

(1)艾灸治疗

①灸疗原则:祛风除湿,清利头目,镇肝熄风,疏通经脉。

②灸疗取穴:百会、风池、合谷穴(图3-36)。

(2)操作方法

①取俯伏坐位。

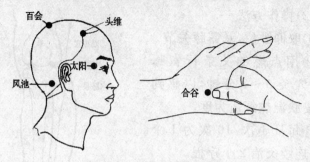

图 3-36　百会、风池、合谷穴

②取 1 支清艾条,距皮肤 2～3 厘米点燃,在百会、风池、合谷 3 穴行温和灸,每 1 个穴位约 10 分钟(灸百会时注意防止损伤头发)。

(3)方义:风池为足少阳与阳维脉的交会穴,功长祛风活血、通络止痛;百会疏通头部经络气血;合谷善治头面,疏风止痛。上下远近相配,共奏止痛之功。

17. 类风湿关节炎　类风湿关节炎是一种以关节滑膜炎为特征的慢性全身性自身免疫性疾病。滑膜炎持久反复发作,可导致关节内软骨和骨的破坏,关节功能障碍,甚至残疾。血管炎病变累及全身各个器官,故本病又称为类风湿病。本病属中医学"痹证"中"骨痹"范畴,认为是由于人体素体虚弱,正气不足,腠理不密卫外不固的前提下,复感风寒湿诸邪,使气血失运,经络痹阻而致。

(1)艾灸治疗

①灸疗原则。舒风散寒除湿,温经通络,行气活血。

②灸疗取穴。鹤顶(奇穴,位于髌骨上缘中点),内、外膝眼穴(图 3-37)(位于髌骨下,髌腱两侧凹陷处)。

（2）操作方法

①取仰卧位，暴露膝关节。

②用点燃的艾条行雀啄灸，每穴灸 5～7 分钟，以感到穴位皮肤温热舒适为度。

③每日 1 次，10 次为 1 个疗程，连续灸治 2 个疗程。

（3）方义：局部取"膝三针"，通过艾灸热量刺激，可透达关节腔内，疏通关节腔内经气，祛风散寒，活血除湿，利水消肿止痛。

（4）按语

①类风湿关节炎以手、腕、足、膝关节受累最为多见。要根据不同部选择穴位，以近关节部位取穴效果好。

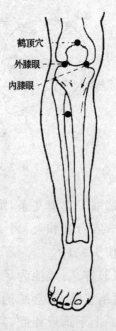

图 3-37　鹤顶，内、外膝眼穴

②积极治疗，尤其对于急性期患者药物治疗是必需的。

18. 失眠　失眠是生活中最易发生的一种症状，主要症状表现为上床难以入睡，早醒或中间间断多醒，多梦、似睡非睡，或通宵难眠。这样的睡眠状况，如果发生的时间较短，且白天无其他明显不适症状，也不影响工作、学习和社会活动能力，可称失眠；如果出现失眠持续时间 2～3 周以上，并有头晕胀痛、心慌心烦等症状，明显影响工作、学习和社会活动时，才是疾病的表现，当称失眠症。世界卫生组织对失眠的定义是：①有入睡困难、保持睡眠障碍或睡眠后没有恢复感。②至少每周3次并持续至少1个月。③睡眠障碍导致明显的不适或影响了日常生活。④没有神经系统疾病、使用精神药物或其他药物等因素导致失眠。

（1）艾灸治疗

①灸疗原则。驱除实邪，养心安神。

②灸疗取穴。涌泉、神门、百会穴（图3-38）。

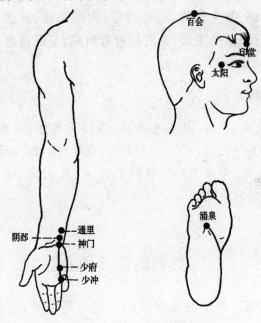

图3-38　涌泉、神门、百会穴

（2）操作方法

①用温热水泡脚10分钟。

②取仰卧位。

③将清艾条点燃，对准穴位施行温和灸，以患者感觉温热舒适不烫为度，每穴各灸 10 分钟。

④每日 1 次，10 次为 1 个疗程，共治疗 2 个疗程。

（3）方义：涌泉穴，又名地冲，为足少阴肾经的井穴，灸之可滋阴降火、宁心安神，有引火归原之妙；百会是督脉经穴，位于巅顶，督脉"入络于脑"，"脑为元神之府"，故百会能安神定志、醒脑益智。上取百会，下取涌泉，一阳一阴，以艾温通，使任督协调、髓生脑健、心神内守、阴阳平衡、寐寤有序。心藏神，神门为心经原穴，灸之使神有所藏，不眠自愈。

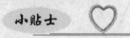
小贴士

（1）失眠：小米 50 克煮熟后，再打入鸡蛋，稍煮即食，可起到养心安神之功，用于心血不足、烦躁引起的失眠。

（2）失眠：小米 20 克，制半夏 10 克，水煎服，治胃弱或消化不良引起的失眠。

（三）妇科病症艾灸治疗

1. 痛经　痛经是指经期前后或行经期间，出现的下腹部痉挛性疼痛。主要表现为妇女每逢月经来潮即发生难以忍受的下腹部阵发性疼痛，有时会放射至腰部，常伴有恶心、呕吐、尿频、便秘或腹泻，严重者腹痛剧烈，面色苍白，手足冰冷，甚至昏厥。痛经经常持续数小时或 1～2 天，患者痛苦不堪，影响日常生活及工作学习。

（1）艾灸治疗

①灸疗原则。调理冲任，调和气血。

②灸疗取穴。神阙（肚脐）、关元、足三里、三阴交穴（图3-39）。

（2）操作方法

①取仰卧位，暴露腹部及下肢。

②将艾绒制作成锥体状底径约1厘米之艾炷，以1枚置于附子饼中心，点燃后安于神阙和关元穴行灸，当热使患者难以忍受时更换，每次灸3壮，以穴区局部出现红晕为度。

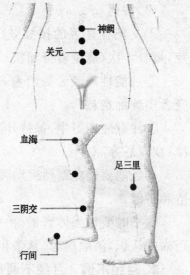

图3-39　神阙、关元、足三里、三阴交穴

③用清艾条在足三里和三阴交穴上做回旋灸，每穴5分钟，以皮肤出现红晕为度。

④在每次月经来潮前5天开始治疗，每日1次，直到月经来潮为止。此为1个疗程，连灸3个疗程。

（3）方义：关元穴是任脉与三阴经交会穴，可壮阳气，培补肝肾；神阙穴具有补益元气的治疗作用，二穴合用温灸，可温煦下焦并调理冲任气血。艾灸足三里、三阴交穴是利用艾灸温经散寒、活血逐瘀、补虚助阳、消瘀散结，温养充任，调补气血，胞宫气血充足，胞脉得养，冲任调和则痛止。

（4）按语

①艾灸有显著的镇痛效果，一般于月经前 7 天开始治疗，每日 1 次（痛重者可加次），直至月经停止。

②功能性痛经者易治愈，痛经病程较长，尤其器官性病变者多缠绵难愈。

③注意经期卫生，保持外阴清洁；注意经期保暖，避免受凉；饮食忌寒凉。

④经期要避免剧烈运动和过度劳累；月经期不能冷水淋浴和游泳。

⑤平时要加强体育锻炼；注意情志的调节，对月经要有正确的认识，消除焦虑、紧张和恐惧心理。

2. 月经不调　　月经不调是指妇女的月经周期或经量出现异常，是常见的妇科疾病。以月经周期改变为主的有月经先期、月经后期、月经先后无定期、经期延长等；以经量改变为主的有月经过多、月经过少等。在经期、经量改变的同时，还可伴有经色、经质的改变。在此仅介绍月经先期、月经后期、月经先后不定期的艾灸治疗。

一是月经先期：月经先期是指月经周期提前 7 天以上，并持续 2 个月经周期以上。可见于现代医学的排卵型功能失调性子宫出血，黄体功能不全和盆腔炎症的子宫出血。中医学认为，本病主要由血热扰于冲任，迫血妄行；或气虚统摄无权，冲任失故而致。

二是月经后期：月经后期是指月经周期延后 7 天以上，并持续 2 个月经周期以上。如延后 3～5 天，或偶尔错后 1 次，下次如期来潮，无其他不适，不做病论。

中医学认为,本病主要由营血不足,血海空虚,月经不能按时满溢;或由寒客胞宫,阳气失于温照,或肝郁气滞,气血运行受阻,经脉凝滞,冲任受阻而致。

月经先后无定期又称"经乱",是指月经不按周期来潮,提前或延后 7 天以上。中医学认为,本病主要由肝郁气滞,气血逆乱,血海不宁或肾气不足,冲任不调,血海蓄溢失常所致。

(1)艾灸治疗

①灸疗原则。调理冲任。

②灸疗取穴。关元、三阴交、血海穴(图 3-40)。

(2)操作方法

①取仰卧位。

②切取 3 厘米 ×4 厘米大小的鲜姜片 3～4 片,每片厚约 0.2 厘米,中间扎数个小洞。

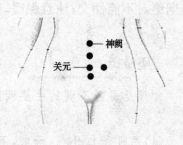

③在姜片上放置大艾炷(炷底直径约 1.5 厘米,炷高约 2 厘米,重量 2～2.5 克)。

④进行隔姜灸,每穴灸 5 壮,直到局部皮肤潮红发热。

⑤于每次月经来潮前 7 天开始,每天灸 1 次,至月经来潮为 1 个疗程,连续治疗

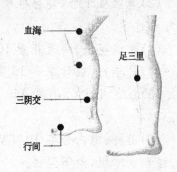

图 3-40　关元、三阴交、血海穴

3个疗程。

（3）方义：关元属任脉穴，为调理冲任的要穴；血海清泻血分之热；三阴交调理肝脾肾，为调经之要穴。艾灸上述穴位，借助艾绒火热之力，温经脉，养气血，调经血。

（4）按语

①本病一般应在经前7天开始治疗，至月经来潮为1个疗程，每月治疗1个疗程。

②经行期间不宜对下腹部的穴位进行治疗。

③保持精神愉快，避免精神刺激和情绪波动。

④注意卫生，预防感染。注意外生殖器的卫生清洁；月经期绝对不能性交；注意保暖，避免寒冷刺激；避免过劳。

小贴士 ♡

食疗是月经不调的主要调治方法之一，以下方法不妨一试。

（1）西瓜子仁9克，研末，用水调服，每日2次。

（2）老丝瓜1个，烧存性研末，每次服9克，盐开水调服，治月经过多。

（3）玫瑰花根、鸡冠花各10克，水煎去渣，加红糖服。

（4）月季花、益母草各15克，水煎加黄酒温服，治闭经。

（5）红花10克，黑豆150克，红糖90克，水煎服，治闭经。

（6）山楂、鸡内金各10克，焙干研面，每服10克，每天2次，温开水冲服，治闭经。

（7）艾叶（醋炒）5克，鸡蛋黄2个。将艾叶煎汤去渣，拌入鸡蛋黄,饭前温服,治月经淋漓不断。

(8)贯众 15 克,醋炒后加水煎汤,每日 1 次,连服数日,治月经过多。

(9)干芹菜 50 克,水煎温服,常服可治月经提前。

(10)艾叶 6 克,红糖 15 克,水煎温服,最好在经行腹痛前先服 1～2 剂,痛时续服。

(11)黄豆 50 克,炒熟研末,苏木 20 克,同煎,加红糖适量服用。

3. 闭经 闭经为妇科常见的病症之一,可由不同的原因引起。通常有原发、继发、真性、假性及病理性、生理性之分。凡年满 18 周岁,月经尚未来潮者,称为原发性闭经。多由先天性异常;月经周期建立后,又连续 6 个月以上无月经者,称为继发性闭经,多由继发性疾病引起。真性闭经,是指因某种原因所造成的无月经状态,如精神因素、营养不良、贫血、结核、刮宫过度、内分泌功能紊乱等;假性(或隐性)闭经,是指由于先天发育不良或后天损伤引起下生殖道粘连闭锁致月经不能排出者。以上均为病理性闭经;生理性闭经,是指在青春期前、妊娠期、哺乳期及绝经后的闭经。

中医学认为闭经有虚实两种,虚者多因脏腑冲任失调,肝肾阴亏,精气不足,血海空虚,无血可下而致;实者多因气滞血瘀,寒凝阻滞,冲任不通,经血不能下行而致。

(1)艾灸治疗

①灸疗原则。补益肝肾,行气活血,通经。

②灸疗取穴。肝俞、脾俞、膈俞、肾俞、关元、足三里、三

阴交穴(图 3-41)。

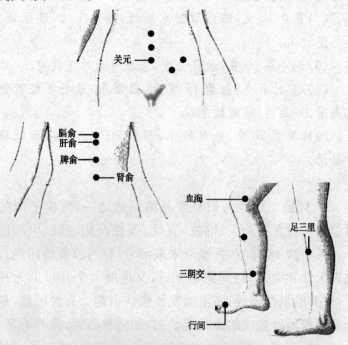

关元

膈俞
肝俞

脾俞

肾俞

血海

足三里

三阴交

行间

图 3-41 肝俞、脾俞、膈俞、肾俞等穴

③配穴。潮热盗汗者,加太溪;心悸者,加内关;纳呆者,加中脘;血虚者,加气海、胃俞。

(2)操作方法

①将清艾条点燃,对准穴位施行温和灸,以患者感觉温热舒适不烫为度,每穴各灸 10 分钟。

②每日 1 次,10 次为 1 个疗程,共治疗 2 个疗程。

(3)方义:中医认为肾藏精,精气不足,血海穴虚,无血可下而闭经,故取肾俞以补肾气;肝藏血,脾统血,故取肝俞、脾俞和血会膈俞以调血。诸穴配合共奏益其源,调其流,冲任得调,血海充盈,月事应时而下之效。

(4)按语:很多功能性闭经是可以预防的,大多数继发性闭经也是可以治愈的,避免过度劳累和精神紧张,保持充足的睡眠,不断提高健康水平,必要时经过适当的治疗,加强心理疏导,给患者讲明疾病发生的原因,待患者情绪稳定好转后,大多患者月经会自如潮涨潮落,如约而至。鼓励患者要加强锻炼身体,或听音乐、或向朋友坦白心事,全力转移不良情绪的刺激。另外,医者及患者家人也宜加强患者心理疏导,疏导可选择多种方法,最好根据患者的人格特点而定。

4. 带下病　带下的量明显增多,色、质、气味发生异常,或伴全身、局部症状者,称为"带下病",又称"下白物""流秽物"。相当于西医学的阴道炎、子宫颈炎、盆腔炎、妇科肿瘤等疾病引起的带下增多。

中医学认为,本病多因脾虚,运化失常,肾气不足,任、带二脉失于固约及湿毒下注所致。古代有五色带之名,尤以白带为多见。多因脾虚湿热,或寒湿困脾而致冲任不固,带脉失约所致。

(1)艾灸治疗

①灸疗原则。健脾祛湿,除温止止带。

②灸疗取穴。次髎、关元、中极、三阴交穴(图 3-42)。

③配穴。脾俞、肾俞、足三里、地机、气海、带脉。

(2)操作方法

①将清艾条点燃,对准穴位施行温和灸,以患者感觉温热舒适不烫为度,每穴各灸 10 分钟。

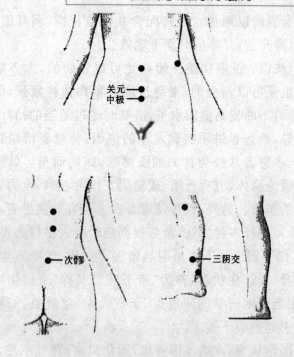

图 3-42　次髎、关元、中极、三阴交穴

②每日 1 次,10 次为 1 个疗程,共治疗 2 个疗程。

(3)方义:脾俞,足三里,三阴交,地机健脾益气,升清降浊;肾俞、气海、关元、带脉、中极补肾固本,益气止带。

(4)按语

①艾灸治疗带下有一定疗效,但应结合全身症状和其他病史等全面分析,查明原因,明确诊断,再予治疗。

②平时应节制房事,注意经期卫生、保持外阴消洁。

③忌涉水游泳,以避免下腹受冷。

④忌过度进食生冷寒凉食品,如蛤蜊、蛏子、河蚌、田螺

等。

⑤多食一些具有补脾温肾固下作用的食物。如淮山药、芡实、扁豆、莲子、栗子、榛子、白果、蚕豆、黑木耳、豇豆、核桃仁、淡菜、海参、龟肉等。

小贴士 ♡

患有此病的女性，除应针对病因进行治疗外，饮食疗法也值得一试。

(1)白果豆腐煎：白果10个(去心)，豆腐100克，炖熟服食。

(2)三仁汤：白果仁10个，薏苡仁50克，冬瓜仁50克，水煎，取汤半碗，每天1料。

(3)藕汁鸡冠花汤：藕汁半碗，鸡冠花30克，水煎，调红糖服，每日服2次。

(4)莲子枸杞汤：将莲子(去心)30克，枸杞子30克洗净，加水800毫升，煮熟后食药饮汤，平均每日2次，一般7～10天见效、适用于白带增多。

(5)鱼鳔炖猪蹄：鱼鳔20克，猪蹄1只，共放砂锅内，加适量的水，慢火炖烂调味食，每日1次。

(6)鸡肉白果煎：鸡肉200克(切块)，白果10克，党参30克，白术10克，淮山30克，茯苓15克，黄芪30克。煮汤，去药渣，饮汤食肉，每日1料。

(7)扁豆止带煎：白扁豆30克，淮山30克，红糖适量。白扁豆用米泔水浸透去皮，同淮山共煮至熟，加适量红糖，每日服2次。

(8)胡椒鸡蛋:胡椒 7 粒,鸡蛋 1 枚,先将胡椒炒焦,研成末;再将鸡蛋捅一小孔,把胡椒末填人蛋内,用厚纸将孔封固,置于火上煮熟,去壳吃,每日 2 次。

5. 妊娠呕吐 妊娠呕吐是指妊娠早期出现的厌食、择食、恶心、呕吐,甚至反复呕吐,不能进食等症。一般在怀孕 2 个月前后出现症状,表现为空腹或食后脘闷,呕吐少量黏液、胆汁或食物,厌食,口淡无味,甚则头晕、头重、四肢倦怠。

本病属中医学"妊娠恶阻"范畴,认为由冲脉之气上逆,胃失和降所致。临床辨证分为脾胃虚弱与肝胃不和两型。

(1)艾灸治疗

①灸疗原则。调气和中,降逆止呕。

②灸疗取穴。中脘、内关、足三里、三阴交穴(图 3-43)。

(2)操作方法

①将清艾条点燃,对准穴位施行温和灸,以患者感觉温热舒适不烫为度,每穴各灸 10 分钟。

②每日 1 次,10 次为 1 个疗程。

(3)方义:中脘、足三里、健脾化痰,和胃降逆;内关和

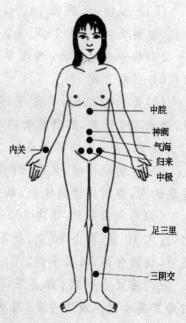

图 3-43 中脘、内关、足三里、三阴交穴

中降逆,三阴交调肝肾,和脾胃化湿。

（4）按语

①恶阻重者,影响身体健康,也影响胎儿成长,故须及时治疗。艾灸治疗有较好疗效,对孕妇、胎儿无不良影响。

②治疗中禁用下腹部穴位,要慎用下肢穴位,手法要轻柔,以免损伤胎气。

③严重者,卧床休息,室内保持清洁安静,避免不良刺激,要保证充分睡眠。

④调整饮食结构,饮食要清淡可口,易消化且富有营养,进食要少食多餐,可适当增加酸味、咸味,有助于消化吸收的食物。

6. 产后缺乳　产后缺乳是指产妇哺乳期间,乳汁分泌过少或甚至全无,不能满足喂哺婴儿需要。临床表现除产后乳汁甚少或全无外,乳房表现为柔软,不胀不痛;有的则为胀硬而痛,并伴有发冷、发热等全身症状。现代医学认为,产后缺乳与孕前及孕期乳腺发育较差、分娩时出血过多、授乳方法不正确、过度疲劳、恐惧、不愉快等因素有关。

本病属中医学"缺乳""乳汁不行"范畴,认为由产后脾胃虚弱、生化不足或肝郁气滞,经脉运行不畅所致。

（1）艾灸治疗

①治疗。健脾养血,疏肝健脾。

②灸疗取穴。膻中、乳根、中脘、少泽、足三里、脾俞穴（图3-44）。

（2）操作方法

①将清艾条点燃,对准穴位施行温和灸,以患者感觉温

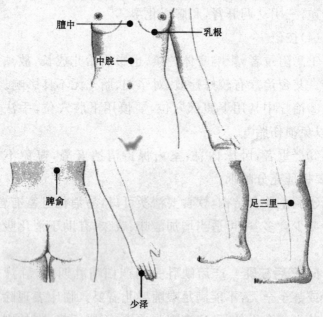

膻中

乳根

中脘

脾俞

足三里

少泽

图 3-44　膻中、乳根、中脘、少泽、足三里、脾俞穴

热舒适不烫为度，每穴各灸 10 分钟。

②每日 1 次，10 次为 1 个疗程。

（3）方义：脾俞、足三里健脾，补益气血；膻中、乳根宣畅宗气而通乳络，有催乳的作用；少泽为生乳通经的经验穴。

（4）按语

①在治疗期间要保持心情愉快。

②保证足够的营养，可吃促进乳汁分泌的鸡汤、鲫鱼汤、猪蹄汤等。

③纠正不正确的哺乳方法，定时哺乳，每次哺乳尽量让婴儿吸空乳液，建立良性的泌乳反射。

小贴士 ♡

(1)冬瓜皮 30 克,猪蹄 1 只,水煎喝汤吃猪蹄。

(2)南瓜子 10 克,鸡蛋两个,共炒食,每日 1 次。

(3)花生仁 90 克,猪蹄 1 只(前腿),共炖服。

(4)红薯叶 180 克和猪蹄煎汤食之。

(5)赤小豆 250 克,煮汁服。

(6)嫩丝瓜(连皮)与豆腐煮食。

(7)干豌豆 50 克,加水炖至酥烂,调入适量红糖,1～2 次食豆喝汤。

(8)干虾米 150 克,黄酒适量。用黄酒将虾米炖烂,然后兑入熬好的猪蹄汤服食。

(9)啤酒适量。哺乳期妇女每日饮啤酒 200 毫升,能有效地促进乳汁分泌。

(10)猪蹄 1 只,花生仁 50 克,香菇 15 克,调料少许,煮熟后食用。

(11)猪肝 250 克,干黄花菜 50 克,花生仁 50 克,炖食,每日 1 次。

(12)核桃仁 50 克,黑芝麻 100 克,炒熟共研末,米酒冲服,2 天服完。

7. 子宫脱垂　　子宫脱垂是指子宫从正常位置沿阴道下降,至子宫颈外口达坐骨棘水平以下,甚至全部脱出阴道外口。临床表现为子宫脱垂,过劳、剧咳、排便用力太过等情况下,常可引起反复发作,伴有小腹、阴道、会阴部下坠感,腰腿酸软,小便次数增多,阴道局部糜烂,分泌物增多等。子宫脱垂常合并有阴道前壁和后壁膨出。

本病属中医学"阴挺""阴脱"范畴,认为多因产后或产育过多,耗损肾气,胞脉松弛;或因脾胃虚弱,中气下陷;或肝经湿热下注所致。

(1)艾灸治疗

①灸疗原则。补益脾肾,益气固脱。

②灸疗取穴。百会、关元、气海、足三里、维胞穴(图 3-45)。

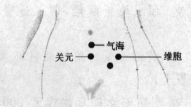

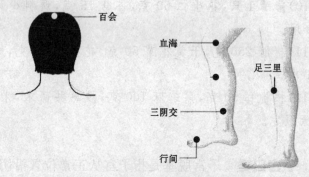

图 3-45 百会、关元、气海、足三里、维胞穴

(2)操作方法

①将清艾条点燃,对准穴位施行温和灸,以患者感觉温

热舒适不烫为度,每穴各灸 10 分钟。

②每日 1 次,10 次为 1 疗程。

(3)方义:百会、气海培补元气,益气升阳;脾俞、肾俞、气海俞、中三里培补先后天之本,温壮下元而固脱;维胞为治疗阴挺的经验穴。

(4)按语

①产后需多卧床,防止子宫后倾;分娩后 1 个月内应避免增加腹压的劳动。

②平时保持大便通畅。

③哺乳时间不宜过长。

④坚持做骨盆肌肉锻炼,其锻炼方法是坐位,做忍大便的动作,继而缓慢放松,如此一紧一松连续地做,每天 2～3 次,每次 3～10 分钟。

⑤防风寒,忌食辛辣燥烈之物,注意小腹保暖,节房事,有利于巩固疗效。若能配用补中益气汤加枳壳,水煎内服,效果更佳。

⑥注意避免登高、举重及劳动太过,以防复发。

8. 慢性盆腔炎　　盆腔炎是指妇女盆腔内生殖器官及其周围组织受细菌感染后引起的慢性炎症。临床表现为下腹部隐痛下坠,腰骶部酸痛,常有劳累、性交后、排便时或月经期前后加重,月经量多或行经时间延长,白带增多,性交痛,下腹部或可触及包块。

中医学中没有盆腔炎病名的记载,但根据其临床表现,可概括于"热入血室""带下病""妇女癥瘕""经血不调""经行腹痛""不孕"等病之中。初期多属于下焦湿热之炎症型,迁延日久可成气滞血瘀之包块型。

(1)艾灸治疗

①灸疗原则。清热利湿,活血化瘀。

②灸疗取穴。带脉、中极、次髎、三阴交穴(图3-46)。

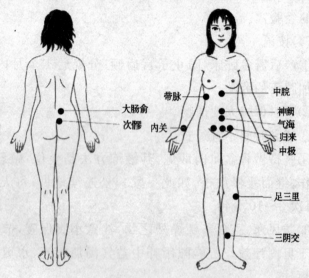

大肠俞

次髎 内关

带脉

中脘

神阙

气海

归来

中极

足三里

三阴交

图 3-46 带脉、中极、次髎、三阴交穴

(2)操作方法

①将清艾条点燃,对准穴位施行温和灸,以患者感觉温热舒适不烫为度,每穴各灸10分钟。

②每日1次,10次为1个疗程。

(3)方义:带脉是足少阳与带脉的交会穴,可调冲任、理下焦;中极为任脉经穴,通于胞宫,有调理冲任、理气活血的作用;次髎可促进盆腔血液循环,为止痛效穴;三阴交为足三阴经之会,有健脾胃、益肝肾、理气血、祛湿热之功效。

（4）疾病禁忌

①忌辛辣刺激性的食物。如酒、脓茶、咖啡、辣椒这类食物能刺激炎症病灶，促使局部充血，加重病情。所以，慢性盆腔炎患者应忌食辛辣刺激性食物。

②忌温补食物。如狗肉、羊肉、鹅肉、桂圆、红参、鹿角胶等。因慢性盆腔炎病性属热居多，温热食物犹如火上加油，会出现带下黄稠、口苦、身热等现象。所以，慢性盆腔炎患者应忌食温补食物。

③忌油腻食物。如肥肉、油炸食品等。慢性盆腔炎的发病与体质因素甚为密切。油腻之物，往往会引起食欲下降，影响脾胃功能，阻碍营养物质的吸收，导致体质下降。所以，慢性盆腔炎患者应忌食油腻食物。

④忌生凉食物。如冷饮、冰冷瓜果、凉拌菜等。慢性盆腔炎不仅与热有关，也与血液瘀滞有密切关联，患者常常伴有少许腹痛等症状。如多食就会加重瘀滞，导致病痛不止的后果。所以，慢性盆腔炎患者应忌食生凉食物。

9. 乳癖（乳腺增生）　乳腺增生是一种非炎症性疾病。症状是乳房部出现大小不等的肿块，肿块多发于乳房外上方，呈椭圆形，小的如樱桃，大的如梅李、鸡卵，表面光滑，质地坚实，边界清楚，用手推之有移动感，常会感到乳房胀痛，按之痛甚，并伴有心烦、易怒、心悸、胸闷等。本病属于中医学"乳癖"范畴，认为多由情志内伤，肝郁痰凝，积聚乳络所致。

（1）艾灸治疗

①灸疗原则。疏肝理气，行气活血。

②灸疗取穴。太冲、肩井、足三里、膻中、天宗穴（图3-

47)。

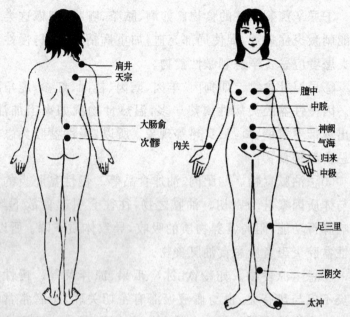

肩井
天宗

大肠俞
次髎

内关

膻中
中脘
神阙
气海
归来
中极

足三里

三阴交

太冲

图 3-47　太冲、肩井、足三里、膻中、天宗穴

（2）操作方法

①将清艾条点燃，对准穴位施行温和灸，以患者感觉温热舒适不烫为度，每穴各灸 10 分钟。

②每日 1 次，10 次为 1 个疗程。

（3）按语

①按时作息，保持心情舒畅，合理安排生活。病期要注意适当休息、适当加强体育锻炼、避免过度疲劳。

②保持乳房清洁，经常用温水清洗，注意乳房肿块的变化。

③患者宜常吃海带,有消除疼痛、缩小肿块的作用,多吃橘子、橘饼、牡蛎等行气散结之品,忌食生冷和辛辣刺激性的食物。

小贴士 ♡

(1)干姜适量研细末,均匀撒在纱布上,(纱布用69％酒精或高度白酒浸湿),敷于患处,外用胶布固定,每日换药2次,4～6天可愈。

(2)取水蛭适量,去杂质,洗净,自然风干,研成细粉,装胶囊,每粒装0.25克,每次口服水蛭胶囊4粒,每天3次。

(3)大黄、黄柏、乳香、没药各等份,冰片少量。共研细末,以鸡蛋清调好敷于患处,外盖纱布,以胶布固定,两日换药1次。

(4)藕节50克,蒲公英40克。入砂锅,加水适量煎煮,滤取2次药液混匀,每日1剂,分3次温服。

(四)五官科、皮肤科病症艾灸治疗

1. 急性结膜炎　急性结膜炎俗称"红眼病"。多发于春季,为季节性传染病,它传播途径主要是通过接触传染,往往通过接触病人眼分泌物或与红眼病人握手或用脏手揉眼睛等被传染。结膜急性炎症,发生在卫生条件良好的人群中,由病毒、细菌或变应性引起。

本病属中医学"天行赤眼""暴发火眼"范畴,认为本病多因风热邪毒上攻于目,经脉闭阻,气滞血壅;或感受天行时令之疫气所致。

(1)艾灸治疗

①灸疗原则。清热解毒,行气活血。

②灸疗取穴。心俞、肝俞、曲池、足三里、足临泣穴(图3-48)。

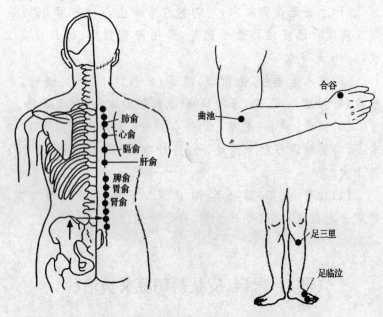

图3-48 心俞、肝俞、曲池、足三里、足临泣穴

(2)操作方法

①将清艾条点燃,对准穴位施行温和灸,以患者感觉温热舒适不烫为度,每穴各灸10分钟。

②每日1次,10次为1个疗程。

（3）按语：急性结膜炎传染性强，如不重视隔离消毒可能造成流行。学校、托儿所等集体单位，更要积极防治，做好卫生宣教工作，人人爱清洁，不用手随便揉眼。

①注意保持眼部的清洁卫生，及时擦去眼部分泌物。

②避免不必要的串门和聚会，少去公共场所。

③戒除烟酒等不良嗜好，忌食辛辣食物及牛羊肉等。

④接触病人后要洗手；病人用过的毛巾、手帕、面盆等应分开，并煮沸消毒。

⑤加强游泳池管理，红眼患者不得进入；游泳后应滴消炎眼药水以防止感染。

2. 近视　　近视是指视近清晰，视远模糊的一种眼病。以不良用眼习惯为主要原因，或由先天禀赋不足，遗传而致。按近视程度分：轻度近视眼：小于 300 度，中度近视眼：300～600 度，高度近视眼：大于 600 度。按照屈光成分分：轴性近视眼：是由于眼球前后轴过度发展所致；弯曲度性近视眼，是由于角膜或晶状体表面弯曲度过强所致；屈光率性近视眼，是由屈光间质屈光率过高所引起。另外，还有假性近视眼，又称调节性近视眼，是由看远时调节未放松所致。它与屈光成分改变的真性近视眼有本质上的不同。

中医学将其和"弱视"一并称为"能近怯远症"，认为近视是全身气血脏腑失调所致，是过度用眼用脑而发生的。

（1）艾灸治疗

①灸疗原则。健脾生血，补肝养血，滋阴明目。

②灸疗取穴。太阳、四白、风池、肝俞、足三里、光明穴（图 3-49）。

③配穴。肝肾不足者,加肝俞、肾俞;心脾两虚者,加心俞、脾俞、足三里。

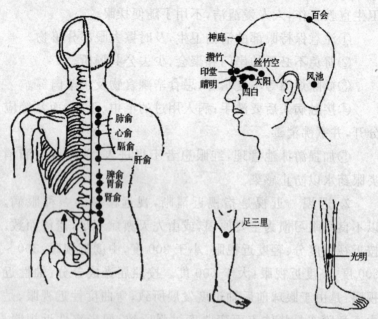

图3-49 太阳、四白、风池、肝俞、足三里、光明穴

(2)操作方法

①将清艾条点燃,对准穴位施行温和灸,以患者感觉温热舒适不烫为度,每穴各灸10分钟。

②每日1次,10次为1个疗程。

(3)方义:本方用穴为治疗近视的常用穴。风池为手、足少阳与阳维脉的交会穴,有通经活络、养血明目的作用;光明为足少阳络穴,有调肝明目作用;太阳、四白为局部取穴,可疏通眼部经脉。

3. 弱视 眼部无明显器质性病变,或者有器质性改变及屈光异常,但与其病变不相适应的视力下降和不断矫正或矫正视力低于 0.9 者均为弱视,可以发生于一眼或两眼。弱视危害不仅仅是造成视力低下,而且会影响双眼视觉的正常发育,导致立体视的丧失。弱视的常见病因:斜视性弱视、屈光不正性弱视、屈光参差性弱视、形觉剥夺性弱视。其中半数以上的弱视与斜视有关。

本病属中医学"能近怯远症"范畴,认为是由心阳衰弱或肝肾亏虚所造成。

(1)艾灸治疗

①灸疗原则。健脾生血,补肝养血,滋阴明目。

②灸疗取穴。太阳、四白、风池、肝俞、足三里、光明穴(图 3-50)。

③配穴。肝肾不足者,加肝俞、肾俞;心脾两虚者,加心俞、脾俞、足三里。

(2)操作方法

①将清艾条点燃,对准穴位施行温和灸,以患者感觉温热舒适不烫为度,每穴各灸 10 分钟。

②每日 1 次,10 次为 1 个疗程。

(3)方义:本方用穴为治疗近视的常用穴。风池为手、足少阳与阳维脉的交会穴,有通经活络、养血明目的作用;光明为足少阳络穴,有调肝明目作用;太阳,四白为局部取穴,可疏通眼部经脉。

(4)按语:注意正确的用眼卫生。不要在光线过强或过弱的环境下看书写画,一次连续看书或写画时间不要超过半

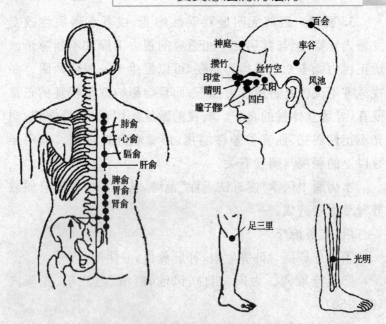

图 3-50　太阳、四白、风池、肝俞、足三里、光明穴

小时;培养良好正确的看书写画姿势。

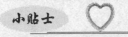

（1）黑豆粉 500 克,核桃仁 500 克（微炒焦去衣,捣如泥）,混合调匀,每次两汤匙,掺入煮 沸的一杯牛奶中,再加蜂蜜一汤匙服用。常服养血益气,有助视力恢复。

（2）桑葚 10 克,枸杞子 10 克,山药 10 克,大枣 10 枚,每日 1 剂,分 2 次服食。

（3）黄精、黑豆各 100 克,放入锅中,大火煮开,撇去浮沫,小火焖至酥烂,下精盐,味精 适量,拌匀,晒干,每日服

2～3 次，每次食豆 10～15 克。

(4)鲜鸡肝 1～2 具，朱砂 0.3～0.5 克，隔水蒸熟服食。

4. 耳鸣、耳聋　耳鸣、耳聋都是听觉异常的症状。耳鸣是指病人自觉耳内鸣响，如闻蝉声，或如潮声；耳聋是指不同程度的听觉减退，甚至消失。耳鸣可伴有耳聋，耳聋亦可由耳鸣发展而来。因两者在临床上常同时并见，而且病因及治疗方法大致相同，故合并论述。

中医学认为，本病多因暴怒、惊恐、肝胆风火上逆，以致少阳之气闭阻不通所致；或因外感风邪侵袭，壅遏清窍；或因肾气虚弱，精气不能上达于耳而成。

(1)艾灸治疗

灸疗取穴。翳风、听宫、听会穴（图 3-51）。

(2)操作方法

①取坐位或侧卧位。

②取 1 支清艾条，距皮肤 2～3 厘米点燃，在穴位上作回旋灸，每穴 10 分钟，以皮肤出现红晕为度。

③每日 1 次，10 次为 1个疗程，连续治疗 2 个疗程。

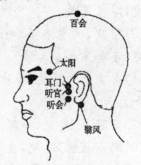

图 3-51　翳风、听宫、听会穴

(3)方义：耳鸣多因血气不足，宗脉空虚，风邪乘虚，随脉入耳，与气相搏，故为耳鸣。艾灸疏导少阳经脉，补气养血。翳风穴邻近耳后动、静脉，颈外浅静脉，浅部有耳大神经，深部有面神经干从颅骨穿出；听宫、听会在耳屏前方,有颞浅动、静脉的耳前支和面神经、三叉神经第三支耳颞神经,都是治疗耳鸣的要穴。

(4)按语

①耳聋、耳鸣是临床上较为顽固的一种疾病,病因很多,艾灸疗法对于神经性耳鸣、耳聋效果较好,但容易复发,需要坚持治疗,巩固疗效。

②患者应注意休息,避免过度劳累和精神刺激。

小贴士 ♡

(1)将葵花子壳15克放入锅中,加水1杯煎煮,取汁日服2次。

(2)盐适量,炒热,装入布袋中,以耳枕之,袋凉则换,坚持数次,即可见效。

(3)猪皮、大葱各60~90克,同剁烂,加食盐,蒸熟后1次吃完,连吃3天。

(4)取二至丸适量,每次用开水吞服10克,每日2次,连用半个月为1个疗程。

(5)龙胆草10克,泽泻15克,水煎服,每日2次。

(6)取石菖蒲20克,生甘草10克。先用冷水浸泡1小时,然后水煎,分2次服用,每日1剂,10天为1个疗程。一般服用1~2个疗程后耳鸣症状能得到有效缓解。

(7)生地黄适量,截塞耳中。

(8)粗细适中的葱白切段,睡前塞入耳中。

5. 慢性鼻炎　鼻炎指的是鼻腔黏膜和黏膜下组织的炎

症(充血或者水肿)。鼻腔黏膜分泌的稀薄液体样物质称为鼻涕或者鼻腔分泌物,可帮助清除灰尘、细菌,以保持肺部的健康。通常情况下,混合细菌和灰尘的鼻涕吸至咽喉并最终进入胃内,因其分泌量很少,一般不会引起人们的注意。当鼻腔黏膜出现炎症时,鼻涕的分泌量增加,并可以因感染而变成黄色,流经咽喉时可以引起咳嗽,鼻涕量十分多时还可以经前鼻孔流出。故表现为鼻塞,流涕,打喷嚏,头痛,头昏等。

急性鼻炎属中医学"伤风鼻塞"范畴,认为因气候多变,寒热不调,或生活起居失慎,过度疲劳,致使正气虚弱,肺卫不固,风邪乘虚侵袭而致病;慢性鼻炎属中医学"鼻窒"范畴,认为由伤风鼻塞反复发作和(或)治疗不彻底,或因饥饱劳倦、体质虚弱致肺脾气虚,易受外邪侵袭,导致肺失清肃,升降失职,邪毒湿浊滞留鼻窍而发病。

(1)艾灸治疗

①灸疗原则。补益肺脾,调和气血,化瘀通窍。

②灸疗取穴。迎香、印堂、大椎、肺俞穴(图3-52)。

(2)操作方法

①取卧位,先俯卧,后仰卧。

②取1支清艾条,距皮肤2～3厘米点燃,在穴位上做回旋灸,每穴5分钟,以皮肤出现红晕为度。

③每日1次,10次为1个疗程,20次后休息3～5天。

(3)方义:迎香为手足阳明经之交会穴,同时又位于鼻旁,有散风清热、通利鼻窍、疏通面部经络之功能,为治疗鼻病的第一要穴;督脉为"阳脉之海",具有调节全身阳经之气

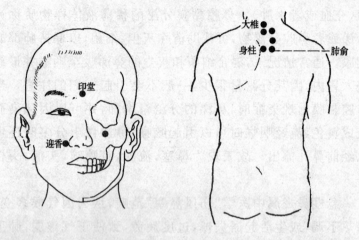

图 3-52　迎香、印堂、大椎、肺俞穴

的作用,上取印堂,以振奋阳气;大椎、肺俞可以增强人体的免疫功能。

(4)按语

①注意工作、生活环境的空气清净,避免接触灰尘及化学气体特别是有害气体。

②加强营养,加强锻炼,提高身体素质。通过运动,可使血液循环改善,鼻甲内的血流不致阻滞。

③改掉挖鼻的不良习惯。及时矫正一切鼻腔的畸形。如 鼻中隔偏曲等。

④慎用鼻黏膜收缩药萘甲唑啉(滴鼻净)、麻黄碱、必通、呋麻滴鼻液等,尤其不要长期不间断使用。

6. 慢性咽炎　慢性咽炎是指慢性感染所引起的弥漫性咽部病变,多发生于成年人,常伴有其他上呼吸道疾病,常因急性咽炎反复发作、鼻炎、鼻窦炎的脓液刺激咽部,或鼻塞而张口呼吸,均可导致慢性咽炎的发生。慢性咽炎与吸烟有一定的关系,治疗应先从戒烟开始。

本病属中医学"喉痹"范畴,急性多因气候骤变,寒热失调,肺卫不固,致风热邪毒乘虚从口鼻而侵及喉核,或因过食烟酒等,脾胃蕴热,或因外感风热失治,邪毒乘热内传肺胃,上灼喉核,发为本病;慢性多因风热乳蛾或温病之后余毒未清,邪热耗伤肺阴,或因素体阴虚,加之劳倦过度,肾阴亏损,虚火上炎,蒸喉核,发为本病。

(1)艾灸治疗:灸疗取穴。涌泉穴(图 3-53)。

(2)操作方法

①取仰卧位,暴露足心涌泉穴。

②将清艾条点燃,对准穴位施行温和灸,以患者感觉温热舒适不烫为度,灸治 30 分钟。

③每日 1 次,10 次为 1 个疗程,至症状消失为止。

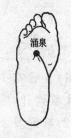

图 3-53　涌泉穴

(3)方义:涌泉为足少阴肾经的井穴,为人体的最下部,取其上病下治、引导上越之火循经下行之意。悬灸涌泉穴,热力与肾火同气相求,使上越的肾火向下,退回命门,发挥其原有的温煦作用。艾灸有温阳之效,作用于涌泉穴则有补肾助阳和引火归原两种功效。

(4)按语

①治疗鼻,口腔,下呼吸道疾病,包括病牙。

②勿饮烈性酒和吸烟,饮食时避免辛辣,酸等强烈调味品。

③慢性喉炎治不及时,最终可以导致失声,故必须抓紧早期治疗,平素宜适当减少发声,避免大声喊叫,这一点至关重要,否则虽积极治疗也无济于事。

④适当控制用声。用声不当,用声过度,长期持续演讲和演唱对咽喉炎治疗不利。

⑤及早防治喉炎,是防治本病的关键。

⑥平日多吃蔬菜、水果,少吃辛辣油炸食物,戒除烟酒。

⑦室内湿度过低时,冬季烤火要放水壶湿化空气。生活要有规律,以防劳累耗伤气阴,引起虚火上炎

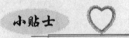

小贴士

(1)金银花 10 克,甘草 5 克,荸荠 10 个去皮,掺 200 毫升水共煎饮汁,常饮。

(2)新鲜萝卜叶捣汁服,或干萝卜叶煎汤服,不拘量。

(3)海带洗净,用开水煮一下即取出,以白糖腌 3 日后,每日食 30 克。

(4)鲜芝麻叶 5～7 片,嚼烂慢慢咽下,每天早、晚各 1 次。

(5)红大戟 3 克,放入口中含服,每日 2 次。

(6)菊花 10 克,桔梗 5 克,泡水代茶饮。

(7)白矾 15 克,放入干锅中制成枯矾,研细成末,用吹管吹入喉部,2～3 次即愈。

(8)胖大海泡水代茶饮。

(9)沙参 15 克,合欢花 15 克,香附 10 克,桔梗 5 克,水煎,每日 1 剂,分 2 次口服。

（10）菊花、青果、金银花、胖大海各 10 克，开水泡服，每天 1 剂，3 天为 1 个疗程。伴咽喉红肿加板蓝根 12 克；伴咽喉干涩加生地、麦冬、玄参各 10 克；伴咳嗽加桔梗 10 克。主治慢性咽炎。

7. 牙痛　牙痛是指牙齿因各种原因引起的疼痛而言，为口腔疾患中常见的症状之一。主要症状表现为牙齿疼痛、咀嚼困难、遇冷热酸甜疼痛加重。无论是牙龈、牙周和牙质的疾病都可以引起牙痛。现代医学认为，牙痛多由牙齿本身、牙周组织及牙周脓肿、冠周炎、急性化脓性上颌窦炎等引起。此外，神经系统疾病，如三叉神经痛常以牙痛为主诉。

本病属中医学"齿痛""牙痛"范畴，多因风热邪毒留滞脉络，或肾火循经上扰，或肾阴不足，虚火上扰而致。亦有过敏或过食甘酸之物，口齿不洁，垢秽蚀齿而牙痛。牙痛甚烈，兼有口臭、口渴、便秘、脉洪等症，为阳明火邪牙痛；痛甚而龈肿，兼形寒身热，脉浮数等症者，为风火牙痛；隐隐作痛，时作时止，口不臭，脉细或齿浮动者，属肾虚牙痛。

（1）艾灸治疗

①灸疗原则：清热解毒，滋阴降火。以手足阳明经穴为主。

②灸疗取穴：合谷、颊车、下关穴（图 3-54）。

③配穴：风热上扰配外关、风池；胃热炽盛加内庭、二间；阴虚火旺加太溪、行间。

（2）操作方法

①将清艾条点燃，对准穴位施行温和灸，以患者感觉温

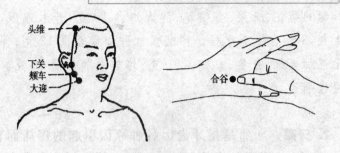

图 3-54　合谷、颊车、下关穴

热舒适不烫为度,每穴各灸 10 分钟。

②每日 1 次,10 次为 1 个疗程。

(3)方义:合谷清阳明经之热,并有祛风热之用,为治疗牙痛的要穴;颊车、下关疏泄阳明经气。

(4)按语:艾灸治疗主要起暂时止痛作用,根治仍需进行口腔科治疗。注意口腔卫生,养成"早晚刷牙,饭后漱口"的良好习惯。睡前不宜吃糖、饼干等淀粉之类的食物。忌酒及热性动火食品。勿吃过硬食物,少吃过酸、过冷、过热食物。

8. 荨麻疹　荨麻疹是各种过敏原在皮肤上引起的一种血管神经反应。一般认为是抗原抗体反应,常与食物、药物、植物、寄生虫、风吹受凉、神经功能障碍等内外因素有关。主要症状:皮疹,出现大小不等的风团,红色或淡白色,周围有红晕,奇痒,发作快,消失快,不留痕迹。部分患者伴有发烧,病变发生在胃肠道及呼吸道时可有呕吐、腹泻、腹痛及哮喘等。

本病属中医学"风疹""瘾疹"范畴,认为多因内有蕴热伏湿蕴结或血虚复感风寒湿热外邪侵袭,客于肌肤所致。

（1）艾灸治疗

①灸疗原则。活血祛风。

②艾灸取穴。曲池、合谷、血海、足三里、三阴交穴（图 3-55）。

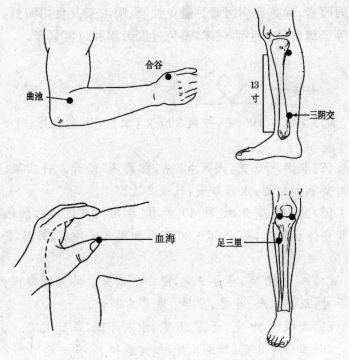

合谷

曲池

13寸

三阴交

血海

足三里

图 3-55　曲池、合谷、血海、足三里、三阴交穴

（2）操作方法

①将清艾条点燃,对准穴位施行温和灸,以患者感觉温热舒适不烫为度,每穴各灸 10 分钟。

②每日 1 次,10 次为 1 个疗程。

（3）方义：曲池、血海清活血祛风；合谷清热；足三里健脾益胃；三阴交滋阴清热。诸穴合用，对治疗荨麻疹有一定的疗效。

（4）按语：在生活中寻找引起荨麻疹的不同发病时间的相同因素，远离致病因素。避免饮酒、喝浓茶及食用海鲜、辣椒等辛辣食品。生活规律，避免过度劳累和过度紧张。

小贴士

（1）香樟木 100 克，防风 200 克，水煎，外洗患处，每日 1次。

（2）韭菜 150 克，大葱 50 克，白酒 30 毫升。将韭菜、大葱切断后加白酒，水煎口服，日服 2 次。

（3）醋 200 毫升；红糖 60 克，生姜 30 克（切丝），加水煮沸 5 分钟后取汁，每次 20～30 毫升加温开水冲服，每日 2～3次。

（4）木瓜 60 克，生姜 9 克，醋 100 毫升。共入砂锅内煮，醋干时，取出木瓜，生姜，分早、晚 2 次取食。

（5）大枫子 50 克，大蒜 20 克，水煎外洗，每日 1 次。

（6）薄荷叶 3 克，蝉蜕 3 克，加黄酒和水，煮一沸，1 日 2～3 次分服。

（7）绿豆 20 克，苍耳叶 20 克，水煎服，每日 2 次。

（8）鲜青蒿 60 克，擦患处。

（9）地肤子 9 克，水煎服、每日 2 次。

（10）香菜适量，置砂锅中水煎，温服，1 日 3 次。

9. 湿疹　湿疹是一种临床常见多发的过敏性炎症性皮肤病,临床上一般分为急性湿疹(包括急性、亚急性和慢性湿疹急性发作)和慢性湿疹两大类,且二者又多相互转化。

急性湿疹:主要表现为,周身或胸背、腰腹四肢、阴囊、肛门处出现红色疙瘩,或皮肤潮红而有集簇或散发性粟米大小之红色丘疹,或丘疹水疱,瘙痒,或皮损溃烂,渗出液较多,常伴有便干溺赤、口渴、心烦等症。

慢性湿疹:多由急性和亚急性湿疹转化而来。患部皮肤肥厚,皮疹表现为暗红色,表面粗糙有脱屑、结痂,出现苔藓化和皲裂,有色素沉着、抓痕、点状渗出、血痂及鳞屑等。皮损多比较局限,瘙痒较剧或是阵发性,遇热或入睡时瘙痒尤为严重。病程迁延不愈,可迁延数月或数年。

(1)艾灸治疗

①灸疗原则。养阴清热,化湿解毒。

②灸疗取穴。阿是穴(疹中心及其边缘)、止痒穴(曲池穴2寸处)、合谷、三阴交、曲池穴(图3-56)。

(2)操作方法

①将清艾条点燃,对准穴位施行温和灸,以患者感觉温热舒适不烫为度,每穴各灸10分钟。

②每日1次,10次为1个疗程。

小贴士

(1)南瓜蒂1个,烧灰研末,将患部用温水洗净,将南瓜蒂灰末调芝麻油少许搽之。

(2)绿豆粉、芝麻油各适量。将绿豆粉炒成黄色,晾凉,

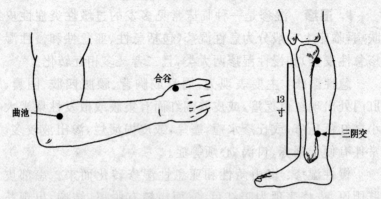

图 3-56　合谷、三阴交、曲池穴

用芝麻油调匀敷患处,治湿疹流 黄水。

(3)将适量核桃仁捣碎,炒至焦黑出油,研成糊状,敷患处。

(4)玉米须适量,烧灰存性,研为末,以芝麻油调拌,外敷患处。

(5)食盐 6 克,白矾 50 克,冲开水洗涤。

(6)菊花 5 克,开水冲泡饮用。

(7)金银花 15 克,水煎,加糖适量饮用。

(8)将马铃薯洗净,捣烂如泥,敷于患处,用纱布包扎,每天换药 4～6 次;或桃树叶浓煎 ,搽患处。

(9)黄柏 20 克,马齿苋 30 克。共研细末,以芝麻油调敷患处,每日 1 次。适宜湿疹小水疱,破后流水者。

(10)大黄、黄柏、苦参、菊花各 15 克。水煎外洗患处,每日 2 次。

(11)苦参 20 克,黄柏 20 克,白矾 10 克。水煎外洗患处，每日两次。

(12)灯心草 20 克，雄黄 10 克，冰片 0.5 克。共研细末，芝麻油调敷患处。

10. 神经性皮炎　　神经性皮炎是以阵发性皮肤瘙痒和皮肤苔藓化为主症的慢性皮肤炎症，多见于成年人。现代医学认为可能与神经功能紊乱、精神紧张、个体素质有关，常因劳累过度、衣领摩擦、饮酒及进食辛辣等刺激性食物，以及难以承受的瘙痒而致的搔抓诱发或致病情加重。临床主要表现为，局部阵发性皮肤瘙痒，皮肤增厚，皮沟加深，呈多角性丘疹，或苔藓样变。本病好发于头、眼睑、颈、背、肩、前臂外侧、腰和阴部，常为对称性分布，遇情绪波动时瘙痒加重，迁延难愈。

(1)艾灸治疗

①灸疗原则。清热利湿，活血散结。

②灸疗取穴。曲池、足三里、风池、百虫窝穴(图 3-57)。

(2)操作方法

①将清艾条点燃，对准穴位施行温和灸，以患者感觉温热舒适不烫为度，每穴各灸 10 分钟。

②每日 1 次，10 次为 1 个疗程。

(3)按语

①严禁搔抓摩擦热烫，忌烟酒及刺激性食物(如牛肉、羊肉、海鲜、辛辣食物等)，若瘙痒难忍可以冷敷法(或冷水浴)减轻瘙痒感，假以时日即可自愈。

②人在睡着的状态下会无意识地搔抓瘙痒处，为了防止

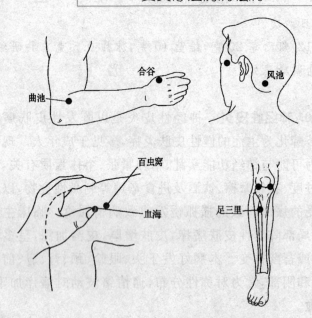

图 3-57　曲池、足三里、风池、百虫窝穴

这种无意识的搔抓在必要的时候可着秋衣手套就寝。

　　③放松心情,转移注意力,此疾虽让人痛苦然而并无大碍,且可治愈,不必过于担心,不要将注意力集中到它上面干扰正常工作和生活,病去如抽丝,此病痊愈有一个过程,不可失去耐心,不可失去信心。

　　④规律的作息、均衡的饮食、适度的体育锻炼可使人体的机能处于好的状态有助于本病的治疗。

　　⑤此病往往从某一局部开始,随这一局部病情的加重扩散至周边乃至全身各处,所以在此病出现的早期切不可马虎大意,而要注意一切禁忌,采取积极措施尽早遏制住病情,避免扩散。

11. 带状疱疹　带状疱疹是由病毒引起的急性炎症性皮肤病。现代医学认为本病是由于水痘-带状疱疹病毒,长期潜伏于机体内,在机体抵抗力低下时,诱发本病。多在春季发病。临床主要表现为,初起患部有束带状痛,局部皮肤潮红,伴有轻度发热、乏力、食欲不振等全身症状。皮疹呈簇集状水疱,如绿豆或黄豆样大小,中间夹以血疱或脓疱,排列如带状,皮损多沿某一周围神经分布,排列成带状,发生于身体的一侧,不超过躯体中线。多发于肋间、胸背、面部和腰部。

本病属中医学"缠腰火丹""蛇串疮""蛇丹"范畴,多根据发病部位而命名,发于腰部的,称缠腰火丹或蛇串疮;发于头面或其他部位的,称蛇丹或火丹。认为多因肝胆风热,或湿热内蕴,客于肌肤所致。

(1)艾灸治疗

①灸疗原则。健脾化湿,清泻肝胆。

②灸疗取穴。大椎、夹脊、肝俞、曲池、太冲、阿是穴(图3-58)。

(2)操作方法

①将清艾条点燃,对准穴位施行温和灸,以患者感觉温热舒适不烫为度,每穴各灸10分钟。

②每日1次,10次为1个疗程。

(3)方义:大椎疏风清热解毒;夹脊疏调局部经气,清热止痒;肝俞、太冲疏调肝气,利胆泻火;曲池活血调气,清热利湿;阿是穴调和局部气血,疏经止痛。

(4)按语:首先要注意休息,提高机体的抗病能力。及

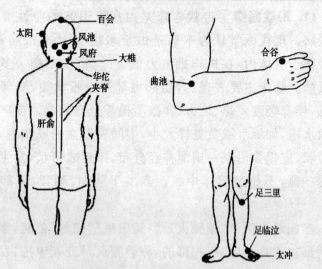

图 3-58 大椎、夹脊、肝俞、曲池、太冲、阿是穴

早采取有效的治疗方法可缩短病情,避免或减轻后遗神经痛等并发症。饮食要清淡,避免鱼腥酒辣、鸡肉等温热食品。要保持皮肤创面干净。

小贴士

(1)六神丸研末,加少许醋,调成糊状,涂患处,每天3次,无须包扎,同时服六神丸,每天3次,每次5~10粒。

(2)马齿苋捣烂敷患处。

(3)野菊花捣汁涂患处,每日1次。

(4)鲜青蒿30克(取汁),加雄黄末15克,混匀涂患处。

(5)雄黄、白矾各等份,研末,浓茶水调涂患处。

(6)大蓟草捣烂外敷。

(7)雄黄 6 克,大黄 9 克,共研细末,茶水调敷患处。

(8)蜈蚣 3 条,在瓦上焙干,研末,加鸡蛋清调匀,涂在患处,每日 5～6 次。

(9)白芷、雄黄各 10 克,共研末,用醋调匀,涂患处,1 日 2～3 次。

(10)板蓝根 50 克,水煎取汁,外洗患处。

(11)龙胆草研细末,用芝麻油调敷。

(12)大黄 10 克,黄连 10 克,黄芩 10 克,黄柏 10 克,共研为细面,用芝麻油调涂疮面。

12. 白癜风　　白癜风是一种后天性的局限性皮肤色素脱失病。表现为大小不等的局限性脱色斑,边缘清楚,周边与正常皮肤交界处的皮色较深,数目单发或多发,可以相互融合汇成大片,患处毛发可以变白,无任何自感症状,日晒后损害局部有灼痒感。各个年龄均可发病,但是青年多见,经过缓慢,可以长期无变化,也可以呈间断性发展。全身各部位均可发生,可散在,可局限于一处,亦可以单侧发生,有时还呈阶段性或带状分布。

本病属中医学"白癜"或"白驳风"范畴,认为湿热蕴结、精血亏虚,内风驳结于皮肤。

(1)艾灸治疗

①灸疗原则。清热解毒,补益精血。

②灸疗取穴。阿是穴(病变局部)、合谷、曲池、足三里、血海、三阴交、风池穴(图 3-59)。

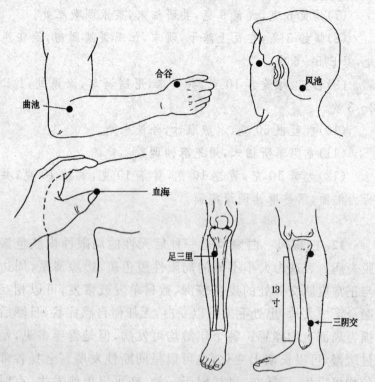

图 3-59　阿是穴、合谷、曲池、足三里、血海、三阴交、风池穴

（2）操作方法

①将清艾条点燃，对准穴位施行温和灸，以患者感觉温热舒适不烫为度，每穴各灸 10 分钟。

②每日 1 次，10 次为 1 个疗程。

（3）按语：病程短者，一般治疗的疗程短，治愈率高，局限性和散发性的患者疗效较好，暴露部位效果好。患者要保持心情舒畅，忌辛辣、烟酒、刺激性食物。

（4）疾病禁忌

①不宜大量吃辛辣刺激性食物、海鲜类发物和富含维生素 C 食物。白癜风患者一定要注意不能大量吃辛辣刺激性食物、海鲜类发物和富含维生素 C 的食物，这些食物都会引起白斑范围扩大，导致白癜风难以治愈。

②不宜穿紧身衣裤。有些白癜风患者特别爱穿紧身衣裤，殊不知过紧的衣裤会导致皮肤和衣服一直产生摩擦，会加重皮损，导致白斑处的黑色素合成受阻，久久不能消退，所以患者一定要注意不能穿紧身衣裤，平时最好穿一些宽松的、棉质衣服，这样对治愈白癜风有好处。

③不宜阳光暴晒。有些不懂白癜风常识的患者会认为阳光暴晒可以使皮肤黑色素增多，有利于治愈白癜风；但事实是恰恰相反的，阳光暴晒会造成患者皮肤黑色素被破坏，不利于白癜风治疗，所以患者需避免阳光暴晒。

④忌长期情绪低落。有些患者在知道自己患了白癜风之后，情绪就一直处于低落之中，觉得生活对自己太不公平，但其实情绪低落也是造成白癜风久治不愈的原因，因为情绪低落会造成患者的大脑神经系统功能紊乱，影响皮肤黑色素合成，导致白斑久久不能恢复至正常皮肤，所以白癜风患者一定要保持心情愉悦，坚信白癜风是可以治愈的，不要长期处于情绪低落之中。

人体常用经穴定位与主治

（一）手太阴肺经

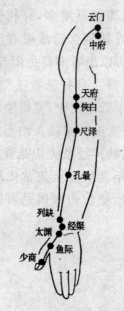

附图1　手太阴肺经经穴示意图

1. 中府 Zhōngfǔ(LU1)

【定　位】　在胸部,横平第1肋间隙,锁骨下窝外侧,前正中线旁开6寸。

【主　治】　主治胸、肺部病症。常用于咳嗽,气喘,胸痛,胸部胀满等;肩背痛。

2. 云门 Yúnmén(LU2)

【定　位】　胸前壁外上方,肩胛骨喙突上方,锁骨下窝(胸大肌与三角肌之间)凹陷处。距前正中线(璇玑)6寸,当锁骨外1/3折点下方一横指,中府上1寸。

【主　治】　主治胸、肺部病症。常用于咳嗽,气喘,胸满,胸痛彻背;肩背痛。

3. 天府 Tiānfǔ(LU3)

【定　位】　在臂内侧面,肱二头肌桡侧缘,腋前纹头下3寸处。

【主　治】　主治鼻部、肺部病症。常用于鼻衄;咳嗽、气喘;瘿气;臂痛。新增:目疾;肺痨。

4. 侠白 Xiábái(LU4)

【定　位】　在臂前区,腋前纹头下4寸,肱二头肌桡侧缘处。

【主　治】　主治心、胸部病症。常用于心痛、咳喘、烦满,或痛而欲呕等。

5. 尺泽 Chǐzé(LU5)

【定　位】　在肘区,肘横纹上,肱二头肌腱桡侧缘凹陷中。

【主　治】　主治肺部、咽部及局部病症。常用于咳嗽、气喘、胸满、咯血，咽喉肿痛；上肢痹（挛）痛；小儿惊风；干呕，吐泻。

6. 孔最 Kǒngzuì(LU6)

【定　位】　在前臂前区，腕掌侧远端横纹上 7 寸，尺泽(LU5)与太渊(LU9)连线上。

【主　治】　主治肺部、咽部病症。常用于发（身）热无汗；咳嗽、咯血、气喘，咽喉肿痛；肘臂疼痛。

7. 列缺 Lièquē(LU7)

【定　位】　在前臂，腕掌侧远端横纹上 5 寸，拇短伸肌腱与拇长展肌腱之间，拇长展肌腱沟的凹陷中。

【主　治】　主治肺部、咽部及头项病症。咳嗽，气喘，咽喉肿痛；中风，口眼㖞斜，手腕无力或疼痛；头痛、颈项强痛，齿痛。

8. 经渠 Jīngqú(LU8)

【定　位】　在前臂前区，腕掌侧远端横纹上 1 寸，桡骨茎突与桡动脉之间。

【主　治】　主治肺心部、咽部病症。常用于咳嗽，气喘，胸痛，咽喉肿痛；手腕痛或无力。

9. 太渊 Tàiyuān(LU9)

【定　位】　在腕前区，桡骨茎突与舟状骨之间，拇长展肌腱尺侧凹陷中。

【主　治】　主治肺部、咽部病症。常用于咳嗽，咯血，气喘、咽喉肿痛；无脉证，腕臂无力或疼痛等。

10. 鱼际 Yújì(LU10)

【定　位】　在手外侧，第 1 掌骨桡侧中点赤白肉际处。

【主　治】　主治肺部、咽部病症。常用于咳嗽、咯血，咽干、咽喉肿痛；发热，头痛。新增：乳痈。

11. 少商 Shàoshāng(LU11)

【定　位】　在手指，拇指末节桡侧，指甲根角侧上方0.1寸(指寸)。

【主　治】　主治咽部、鼻部、肺部病症。常用于咽喉肿痛及鼻衄、咳嗽、气喘；小儿惊风，癫狂；手指挛痛。

(二)手阳明大肠经

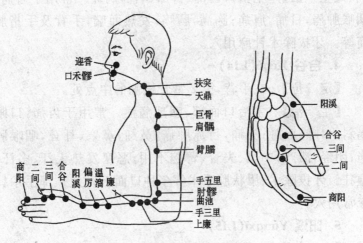

附图2　手阳明大肠经经穴示意图

1. 商阳 Shāngyáng(LI1)

【定　位】　在手指，食指末节桡侧，指甲根角侧上方0.1寸(指寸)。

【主　治】　主治口齿、咽喉部病症。常用于咽喉肿痛，颊肿、齿痛;耳鸣、耳聋;青盲;热病无汗、昏迷;手指麻木或肿痛。

2. 二间 èrjiān(LI2)

【定　位】　在手指,第 2 掌指关节桡侧远端赤白肉际处。

【主　治】　主治口齿部、鼻部、咽部病症。常用于齿痛,鼻衄,口眼㖞斜,咽喉肿痛,目昏;热病;肩痛。

3. 三间 Sānjiān(LI3)

【定　位】　在手背,第 2 掌指关节桡侧近端凹陷中。

【主　治】　主治口齿部、目部、咽部病症。常用于齿痛,咽喉肿痛,目痛,肩痛;胸满,肠鸣;发热而喘;手背及手指肿痛等。牙拔除术针麻用穴。

4. 合谷 Hégǔ(LI4)

【定　位】　在手背,第 2 掌骨桡侧的中点处。

【主　治】　主治口面部、咽部病症。常用于齿痛,口眼㖞斜,口噤,面肿;头痛,目赤肿痛,鼻衄,鼻塞,耳聋,咽喉肿痛;闭经,滞产;中风、失音、臂腕不用;恶寒发热无汗、多汗;癫狂。牙拔除术、甲状腺手术等多种口面五官及颈部手术针麻常用穴。

5. 阳溪 Yángxī(LI5)

【定　位】　在腕区,腕背侧远端横纹桡侧,桡骨茎突远端,解剖学"鼻烟窝"凹陷中。

【主　治】　主治口齿部、目部、咽部病症。常用于目赤肿痛,齿痛,咽喉肿痛;头痛,耳聋、耳鸣;手腕肿痛或无力。

6. 偏历 Piānlì(LI6)

【定　位】　在前臂,腕背侧远端横纹上 3 寸,阳溪(LI5)与曲池(LI11)连线上。

【主　治】　主治口齿部、耳部、咽部病症。常用于齿痛,耳鸣、耳聋;鼻衄,咽喉肿痛;水肿;手背酸痛或无力。

7. 温溜 Wēnliū(LI7)

【定　位】　在前臂,腕背侧远端横纹上 5 寸,阳溪(LI5)与曲池(LI11)连线上。

【主　治】　主治口面部、咽部病症。常用于面肿,咽喉肿痛;头痛,腹痛、肠鸣;肩背酸痛,疔疮。

8. 下廉 Xiàlián(LI8)

【定　位】　在前臂,肘横纹下 4 寸,阳溪(LI5)与曲池(LI11)连线上。

【主　治】　主治局部病症。常用于肘臂肿痛或拘急;眩晕,目痛;小便黄。

9. 上廉 Shànglián(LI9)

【定　位】　在前臂,肘横纹下 3 寸,阳溪(LI5)与曲池(LI11)连线上。

【主　治】　主治局部病症。常用于肩臂酸痛或麻木;头痛。

10. 手三里 Shǒusānlǐ(LI10)

【定　位】　在前臂,肘横纹下 2 寸,阳溪(LI5)与曲池(LI11)连线上。

【主　治】　主治局部病症。常用于肘臂痛或不遂,肩背痛;齿痛,颊肿;腰痛等。

11. 曲池 Qūchí(LI11)

【定　位】　在肘区,尺泽(LU5)与肱骨外上髁连线的中点处。

【主　治】　主治口齿部、咽部病症,是治疗皮肤病症的要穴。常用于手臂肿痛,上肢不遂;瘾疹、湿疹、瘰疬;咽喉肿痛,齿痛,目赤肿痛;热病;惊痫,癫狂。

12. 肘髎 Zhǒuliáo(LI12)

【定　位】　在肘区,肱骨外上髁上缘,髁上嵴的前缘。

【主　治】　主治局部病症。常用于肘臂酸痛、麻木、拘急。

13. 手五里 Shǒuwǔlǐ(LI13)

【定　位】　在臂部,肘横纹上 3 寸,曲池(LI11)与肩髃(LI15)连线上。

【主　治】　主治局部病症。常用于上肢痹痛;瘰疬等。

14. 臂臑 Bìnào(LI14)

【定　位】　在臂部,曲池(LI11)上 7 寸,三角肌前缘处。

【主　治】　主治局部病症。常用于瘰疬;肩臂痛不能举。心脏手术针麻用穴。

15. 肩髃 Jiānyú(LI15)

【定　位】　在三角肌区,肩峰外侧缘前端与肱骨大结节两骨间凹陷中。

【主　治】　主治局部病症。常用于上肢不遂,肩臂疼痛等;风疹。

16. 巨骨 Jùgǔ(LI16)

【定　位】　在肩胛区,锁骨肩峰端与肩胛冈之间凹陷中。

【主　治】　主治局部病症。常用于肩背痛、不举。

17. 天鼎 Tiāndǐng(LI17)

【定　位】　在颈部,横平环状软骨,胸锁乳突肌后缘。

【主　治】　主治咽喉部病症。常用于呃逆,失音,咽喉肿痛,饮食不下。全喉截除术针麻用穴。

18. 扶突 Fútū(LI18)

【定　位】　在胸锁乳突肌区,横平喉结,胸锁乳突肌前、后缘中间。

【主　治】　主治咽喉部病症。常用于咽喉肿痛,失音,呃逆,咳嗽、气喘;瘿气。甲状腺、全喉截除术等颈部手术的针麻常用穴。

19. 口禾髎 Kǒuhéliáo(LI19)

【定　位】　在面部,横平人中沟上 1/3 与下 2/3 交点,鼻孔外缘直下。

【主　治】　主治鼻部、口部病症。常用于鼻塞、鼻衄;口眼㖞斜,口噤。

20. 迎香 Yíngxiāng(LI20)

【定　位】　在面部,鼻翼外缘中点旁,鼻唇沟中。

【主　治】　主治鼻部、口面部病症。鼻部病症要穴。常用于鼻塞、鼻衄;口眼㖞斜,面痒、面肿、唇肿痛。

（三）足阳明胃经

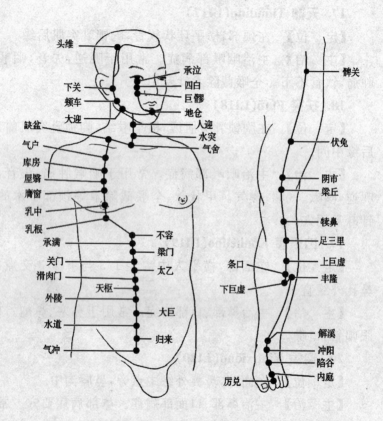

附图3　足阳明胃经经穴示意图

1. 承泣 Chéngqì(ST1)

【定　位】　在面部，眼球与眶下缘之间，瞳孔直下。

【主　治】　主治目疾。是治疗眼病的常用穴。常用于目赤肿痛，迎风流泪，夜盲、近视；口眼㖞斜、口不能言，眼肌抽搐。斜视矫正术、青光眼手术针麻用穴。

2. 四白 Sìbái(ST2)

【定　位】　在面部，眶下孔处。

【主　治】　主治目疾、面部病症。常用于目翳，目赤痛痒，流泪，眼肌抽搐；口眼㖞斜，面痛，面肌痉挛；头痛，眩晕。牙拔除术、唇裂整复术、上颌窦等口面部手术的针麻用穴。

3. 巨髎 Jùliáo(ST3)

【定　位】　在面部，横平鼻翼下缘，瞳孔直下。

【主　治】　主治目疾、面部病症。常用于青盲，目昏，目翳，眼肌抽搐；口眼㖞斜，面肿。

4. 地仓 Dìcāng(ST4)

【定　位】　在面部，口角旁开 0.4 寸（指寸）。

【主　治】　主治口面部病症。常用于口僻，语言謇涩，口角流涎等以口部症状为主的面瘫病症。

5. 大迎 Dàyíng(ST5)

【定　位】　在面部，下颌角前方，咬肌附着部的前缘凹陷中，面动脉搏动处。

【主　治】　主治口面部病症。常用于口角㖞斜或抽动，口噤，面肿，齿痛；瘰疬。

6. 颊车 Jiáchē(ST6)

【定　位】　在面部，下颌角前上方一横指（中指）。

【主　治】　主治牙齿及面部病症。常用于牙关开合不利或疼痛，颊肿，牙痛，口僻。牙拔除术（下颌牙）针麻用穴。

7. 下关 Xiàguān(ST7)

【定　位】　在面部，颧弓下缘中央与下颌切迹之间凹陷中。

【主　治】　主治牙齿、面部、耳部病症。常用于牙关开合不利,面颊肿痛,牙痛;耳聋,耳鸣;口眼㖞斜。

8. 头维 Tóuwéi(ST8)

【定　位】　在头部,额角发际直上0.5寸,头正中线旁开4.5寸。

【主　治】　主治目疾、头面部病症。常用于头痛,目痛,流泪,视物模糊,眼肌痉挛。

9. 人迎 Rényíng(ST9)

【定　位】　在颈部,横平喉结,胸锁乳突肌前缘,颈总动脉搏动处。

注1:取一侧穴,令病人头转向对侧以显露胸锁乳突肌,抗阻力转动时则肌肉显露更明显。

注2:本穴与扶突(LI18)、天窗(SI16)二穴的关系为:胸锁乳突肌前缘处为人迎(ST9),后缘为天窗(SI16),中间为扶突(LI18)。

【主　治】　主治肺部、局部病症。常用于气喘,头痛、眩晕;咽喉肿痛,瘰疬,瘿气。

10. 水突 Shuǐtū(ST10)

【定　位】　在颈部,横平环状软骨,胸锁乳突肌前缘。

【主　治】　主治肺部病症。常用于咳嗽,气喘;咽喉肿痛。

11. 气舍 Qìshè(ST11)

【定　位】　在胸锁乳突肌区,锁骨上小窝,锁骨胸骨端上缘,胸锁乳突肌胸骨头与锁骨头中间的凹陷中。

【主　治】　主治肺部、局部病症。常用于咳喘；咽喉肿痛，瘿气，瘰疬，颈项强痛。全喉截除术针麻用穴。

12. 缺盆 Quēpén(ST12)

【定　位】　在颈外侧区，锁骨上大窝，锁骨上缘凹陷中，前正中线旁开4寸。

【主　治】　主治肺部病症。常用于咳嗽，气喘等；咽喉肿痛，瘰疬，缺盆中肿痛。

13. 气户 Qìhù(ST13)

【定　位】　在胸部，锁骨下缘，前正中线旁开4寸。

【主　治】　主治肺部、胸部病症。常用于咳嗽，气喘，胸痛，胸胁胀满。

14. 库房 Kùfáng(ST14)

【定　位】　在胸部，第1肋间隙，前正中线旁开4寸。

【主　治】　主治胸部、肺部病症。常用于胸胁胀满，咳嗽，气喘，咳唾脓血。

15. 屋翳 Wūyì(ST15)

【定　位】　在胸部，第2肋间隙，前正中线旁开4寸。

【主　治】　主治肺部病症。常用于咳嗽，气喘；乳痈。

16. 膺窗 Yīngchuāng(ST16)

【定　位】　在胸部，第3肋间隙，前正中线旁开4寸。

【主　治】　主治胸部病症。常用于胸满短气；乳痈。

17. 乳中 Rǔzhōng(ST17)

【定　位】　在胸部，乳头中央。

18. 乳根 Rǔgēn(ST18)

【定　位】　在胸部，第5肋间隙，前正中线旁开4寸。

【主　治】　主治乳房、胸部病症。常用于乳痈,乳癖,乳汁少,胸满疼痛;咳嗽,气喘,呃逆。

19. 不容 Bùróng(ST19)

【定　位】　在上腹部,脐中上6寸,前正中线旁开2寸。

【主　治】　主治腹部病症。常用于胸腹部刺痛引背;腹满,胁下痛,呕吐,食欲不振。

20. 承满 Chéngmǎn(ST20)

【定　位】　在上腹部,脐中上5寸,前正中线旁开2寸。

【主　治】　主治胃肠、肺部病症。常用于肠鸣,腹痛,饮食不下;气喘,唾血。

21. 梁门 Liángmén(ST21)

【定　位】　在上腹部,脐中上4寸,前正中线旁开2寸。

【主　治】　主治胃肠病症。常用于腹胀腹痛,泄泻,食物不化。

22. 关门 Guānmén(ST22)

【定　位】　在上腹部,脐中上3寸,前正中线旁开2寸。

【主　治】　主治胃肠病症。常用于腹胀,腹痛,肠鸣,泄泻;水肿,遗尿。

23. 太乙 Tàiyǐ(ST23)

【定　位】　在上腹部,脐中上2寸,前正中线旁开2寸。

【主　治】　主治神志、胃肠病症。常用于癫、狂、痫、吐舌;腹痛、腹胀。

24. 滑肉门 Huáròumén(ST24)

【定　位】　在上腹部,脐中上1寸,前正中线旁开2寸。

【主　治】　主治神志、胃肠病症。常用于癫狂、吐舌;腹痛、腹胀,呕吐。

25. 天枢 Tiānshū(ST25)

【定　位】　在腹部,横平脐中,前正中线旁开 2 寸。

【主　治】　主治胃肠及妇科病症。常用于绕脐痛,腹胀,肠鸣,泄泻,便秘;月经不调,痛经。

26. 外陵 Wàilíng(ST26)

【定　位】　在下腹部,脐中下 1 寸,前正中线旁开 2 寸。

【主　治】　主治局部病症。常用于腹痛、腹胀。

27. 大巨 Dàjù(ST27)

【定　位】　在下腹部,脐中下 2 寸,前正中线旁开 2 寸。

【主　治】　主治腹部、前阴病症。常用于腹胀,腹痛;小便不利,疝气,遗精。

28. 水道 Shuǐdào(ST28)

【定　位】　在下腹部,脐中下 3 寸,前正中线旁开 2 寸。

【主　治】　主治前阴及妇科病症。常用于小腹胀,小便不利,疝气;痛经,不孕。

29. 归来 Guīlái(ST29)

【定　位】　在下腹部,脐中下 4 寸,前正中线旁开 2 寸。

【主　治】　主治前阴及男科、妇科病症。常用于阴疝、少腹疼痛;阴冷、肿痛,月经不调。

30. 气冲 Qìchōng(ST30)

【定　位】　在腹股沟区,耻骨联合上缘,前正中线旁开 2 寸,动脉搏动处。

【主　治】　主治男科、妇科病症。常用于疝气;月经不调,不孕,阴痛。

31. 髀关 Bìguān(ST31)

【定　位】　在股前区,股直肌近端、缝匠肌与阔筋膜张肌3条肌肉之间凹陷中。

【主　治】　主治局部病症。常用于下肢痿痹、屈伸不利。

32. 伏兔 Fútù(ST32)

【定　位】　在股前区,髌底上6寸,髂前上棘与髌底外侧端的连线上。

【主　治】　常主治下肢病症。常用于下肢痿痹、膝冷。

33. 阴市 Yīnshì(ST33)

【定　位】　在股前区,髌底上3寸,股直肌肌腱外侧缘。

【主　治】　主治局部病症。常用于寒疝痛引膝,下肢痿痹,膝关节屈伸不利。

34. 梁丘 Liángqiū(ST34)

【定　位】　在股前区,髌底上2寸,股外侧肌与股直肌肌腱之间。

【主　治】　主治乳房、下肢病症。常用于乳痈、乳痛;膝肿痛,下肢不遂;胃脘痛。

35. 犊鼻 Dúbí(ST35)

【定　位】　在膝前区,髌韧带外侧凹陷中。

【主　治】　主治局部病症。常用于膝肿痛、屈伸不利。

36. 足三里 Zúsānlǐ(ST36)

【定　位】　在小腿外侧,犊鼻(ST35)下3寸,犊鼻(ST35)与解溪(ST41)连线上。

【主　治】　强壮保健常用穴。主治胃、脾、肠病症。

用于胃脘痛，呕吐，噎膈，腹胀，腹痛，肠鸣，泄泻，便秘；发热，乳痈，癫狂，脚、膝肿痛。并常用于保健灸及虚劳诸症。胃大部切除术、胆囊切除术、阑尾切除术等腹部手术的针麻用穴。

37. 上巨虚 Shàngjùxū(ST37)

【定　位】　在小腿外侧，犊鼻（ST35）下 6 寸，犊鼻（ST35）与解溪（ST41）连线上。

【主　治】　调理胃肠病症的常用穴。主治胃肠病症。常用于肠鸣，腹痛，泄泻，便秘，肠痈；喘息；半身不遂，下肢痿痹。胃大部切除术的针麻用穴。

38. 条口 Tiáokǒu(ST38)

【定　位】　在小腿外侧，犊鼻（ST35）下 8 寸，犊鼻（ST35）与解溪（ST41）连线上。

【主　治】　主治局部病症。常用于下肢痿痹。

39　下巨虚 Xiàjùxū(ST39)

【定　位】　在小腿外侧，犊鼻（ST35）下 9 寸，犊鼻（ST35）与解溪（ST41）连线上。

【主　治】　主治小肠、乳房病症。常用于少腹疼痛，泄泻；乳痈；腰脊痛引睾丸，半身不遂，下肢痿痹。剖宫产手术的针麻用穴。

40　丰隆 Fēnglóng(ST40)

【定　位】　在小腿外侧，外踝尖上 8 寸，胫骨前肌的外缘。

【主　治】　化痰要穴。主治脾胃病症。常用于腹痛，腹胀，便秘，身重；头痛、眩晕，咳嗽痰多，胸痛，癫狂，咽喉肿痛；

下肢不遂、肿痛。上、下颌骨手术、颞颌关节手术等颌面部手术针麻用穴。

41. 解溪 Jiěxī(ST41)

【定　位】　在踝区,踝关节前面中央凹陷中,长伸肌腱与趾长伸肌腱之间。

【主　治】　主治腹部及头面部病症。常用于头痛,眩晕,癫狂;下肢痿痹,足踝无力;腹胀,便秘。

42. 冲阳 Chōngyáng(ST42)

【定　位】　在足背,第2跖骨基底部与中间楔状骨关节处,可触及足背动脉。

【主　治】　主治脾胃、头面部病症。常用于胃痛,腹胀;口眼喎斜,头面浮肿,齿痛;癫狂;足痿无力或肿痛。

43. 陷谷 Xiàngǔ(ST43)

【定　位】　在足背,第2、3跖骨间,第2跖趾关节近端凹陷中。

【主　治】　主治胃肠及局部病症。常用于肠鸣,腹痛;足背肿痛;面肿、水肿。

44. 内庭 Nèitíng(ST44)

【定　位】　在足背,第2、3趾间,趾蹼缘后方赤白肉际处。

【主　治】　主治胃肠、头面部病症。常用于齿痛、咽喉肿痛、鼻衄、口僻;腹胀,食欲不振,泄泻;足背肿痛;热病。

45. 厉兑 Lìduì(ST45)

【定　位】　在足趾,第2趾末节外侧,趾甲根角侧后方0.1寸(指寸)。

【主　治】　主治头面部病症。常用于鼻衄、齿痛、面肿，口僻，咽喉肿痛；热病，癫狂，多梦，嗜卧，善惊，昏厥。

(四)足太阴脾经

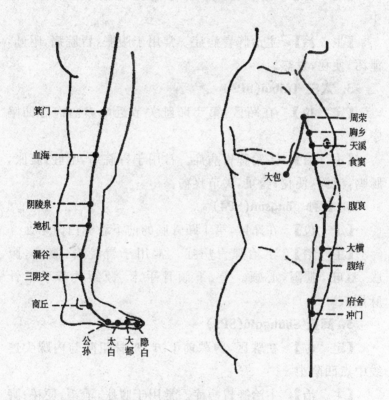

箕门

血海

阴陵泉

地机

漏谷

三阴交

商丘

公孙　太白　大都　隐白

周荣

胸乡

天溪

食窦

大包

腹哀

大横

腹结

府舍

冲门

附图4　足太阴脾经经穴示意图

1. 隐白 Yǐnbái(SP1)

【定　位】　在足趾，大趾末节内侧，趾甲根角侧后方0.1寸(指寸)。

【主　治】　主治脾胃、妇科病症。常用于月经过多；便血、尿血、鼻衄；腹胀，泄泻，呕吐；昏厥。

2. 大都 Dàdū(SP2)

【定　位】　在足趾，第1跖趾关节远端赤白肉际凹陷中。

【主　治】　主治脾胃病症。常用于腹胀，胃脘痛，呕吐，泄泻，便秘；发热。

3. 太白 Tàibái(SP3)

【定　位】　在跖区，第1跖趾关节近端赤白肉际凹陷中。

【主　治】　主治脾胃病症。常用于胃脘痛，呕吐，腹胀，肠鸣，泄泻，便秘；身重，关节疼痛。

4. 公孙 gōngsūn(SP4)

【定　位】　在跖区，第1跖骨底的前下缘赤白肉际处。

【主　治】　主治脾胃病症。常用于胃脘痛，腹痛，腹胀，呕吐，泄泻，心烦。上、下颌骨手术、颞颌关节手术针麻用穴。

5. 商丘 Shāngqiū(SP5)

【定　位】　在踝区，内踝前下方，舟骨粗隆与内踝尖连线中点凹陷中。

【主　治】　主治脾胃病症。常用于腹胀，泄泻，便秘；脚腕痛；疝气引膝股内侧痛，痔疮。

6. 三阴交 Sānyīnjiāo(SP6)

【定　位】　在小腿内侧，内踝尖上3寸，胫骨内侧缘后际。

【主　治】　主治妇科、脾胃病症。常用于月经不调,带下,子宫脱垂,不孕,滞产;腹胀,肠鸣,泄泻;遗精,阳痿,遗尿,小便不利,疝气。剖宫产手术、输卵管结扎术、胆囊切除术针麻用穴。

7. 漏谷 Lòugǔ(SP7)

【定　位】　在小腿内侧,内踝尖上 6 寸,胫骨内侧缘后际。

【主　治】　主治脾胃、前阴病症。常用于腹胀,肠鸣;小便不利,遗精,疝气;下肢痿痹等。

8. 地机 Dìjī(SP8)

【定　位】　在小腿内侧,阴陵泉(SP9)下 3 寸,胫骨内侧缘后际。

【主　治】　主治脾胃、前阴病症。常用于腹痛,泄泻;月经不调,疝气等

9. 阴陵泉 Yīnlíngquán(SP9)

【定　位】　在小腿内侧,胫骨内侧髁下缘与胫骨内侧缘之间的凹陷中。

【主　治】　主治脾胃、妇科、前阴病症。常用于腹痛,腹胀,泄泻,水肿;妇人阴部痛,痛经;小便不利或遗尿,遗精;腰膝肿痛等。

10. 血海 Xuèhǎi(SP10)

【定　位】　在股前区,髌底内侧端上 2 寸,股内侧肌隆起处。

【主　治】　主治妇科、皮肤科病症。常用于崩漏,经闭;臁疮,风疹。

11. 箕门 Jīmén(SP11)

【定　位】　在股前区,髌底内侧端与冲门(SP12)的连线上 1/3 与下 2/3 交点,长收肌和缝匠肌交角的动脉搏动处。

【主　治】　主治前阴部病症。常用于小便不利,遗尿,鼠蹊肿痛。

12. 冲门 Chōngmén(SP12)

【定　位】　在腹股沟区,腹股沟斜纹中,髂外动脉搏动处的外侧。

【主　治】　主治局部病症。常用于腹满,积聚疼痛,疝气,癃闭,难产。

13. 府舍 Fǔshè(SP13)

【定　位】　在下腹部,脐中下 3 寸,前正中线旁开 4 寸。

【主　治】　主治腹部、脾胃病症。常用于妇人腹部肿块,腹满,腹痛,痛引胁髀;呕吐,泄泻。

14. 腹结 Fùjié(SP14)

【定　位】　在下腹部,脐中下 1.3 寸,前正中线旁开 4 寸。

【主　治】　主治腹部病症。常用于绕脐痛,泄泻。

15. 大横 Dàhéng(SP15)

【定　位】　在腹部,脐中旁开 4 寸。

【主　治】　主治腹部病症。常用于腹痛,泄泻。

16. 腹哀 Fùāi(SP16)

【定　位】　在上腹部,脐中上 3 寸,前正中线旁开 4 寸。

【主　治】　主治胃肠病症。常用于腹痛,食物不化,大便脓血等病症。

17. 食窦 Shídòu(SP17)

【定　位】　在胸部,第 5 肋间隙,前正中线旁开 6 寸。

【主　治】　主治胸胁部病症。常用于胸满,胁痛。

18. 天溪 Tiānxī(SP18)

【定　位】　在胸部,第 4 肋间隙,前正中线旁开 6 寸。

【主　治】　主治胸胁部病症。常用于胸痛,咳嗽,气喘,乳痈。

19. 胸乡 Xiōngxiāng(SP19)

【定　位】　在胸部,第 3 肋间隙,前正中线旁开 6 寸。

【主　治】　主治胸胁部病症。常用于胸胁胀痛引背。

20. 周荣 Zhōuróng(SP20)

【定　位】　在胸部,第 2 肋间隙,前正中线旁开 6 寸。

【主　治】　主治胸肺部病症。常用于胸满,咳唾脓血。

21. 大包 Dàbāo(SP21)

【定　位】　在胸外侧区,第 6 肋间隙,在腋中线上。

【主　治】　主治胁部病症。常用于胁痛随深呼吸加重;身痛或四肢倦怠。

(五)手少阴心经

1. 极泉 Jíquán(HT1)

【定　位】　在腋区,腋窝中央,腋动脉搏动处。

【主　治】　主治心、胁部病症。常用于心痛,干呕,哕、咽干等;胁痛,瘰疬,肩痛。

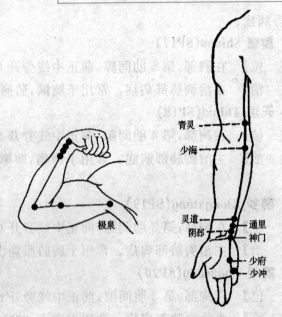

青灵
少海

极泉

灵道 —— 通里
阴郄 —— 神门
—— 少府
—— 少冲

附图 5 手少阴心经经穴示意图

2. 青灵 Qīnglíng(HT2)

【定　位】　在臂前区，肘横纹上 3 寸，肱二头肌的内侧沟中。

【主　治】　主治局部病症。常用于肩臂肿痛，腋痛，瘰气。

3. 少海 Shàohǎi(HT3)

【定　位】　在肘前区，横平肘横纹，肱骨内上髁前缘。

【主　治】　主治心部、局部病症。常用于上肢痹痛，腋痛，胁痛，瘰疬；心痛，呕哕。

4. 灵道 Língdào(HT4)

【定　位】　在前臂前区，腕掌侧远端横纹上 1.5 寸，尺侧腕屈肌腱的桡侧缘。

【主　治】　主治心、咽部病症。常用于心痛、悲恐、暴哑；肘臂挛痛。

5. 通里 Tōnglǐ(HT5)

【定　位】　在前臂前区,腕掌侧远端横纹上1寸,尺侧腕屈肌腱的桡侧缘。

【主　治】　主治心部、咽部病症。常用于心悸,心痛,虚烦,面赤无汗；咽喉肿痛,暴哑；肘臂痛。

6. 阴郄 Yīnxì(HT6)

【定　位】　在前臂前区,腕掌侧远端横纹上0.5寸,尺侧腕屈肌腱的桡侧缘。

【主　治】　主治心、肺部病症。常用于心痛,心悸；骨蒸盗汗；咯血,鼻衄。

7. 神门 Shénmén(HT7)

【定　位】　在腕前区,腕掌侧远端横纹尺侧端,尺侧腕屈肌腱的桡侧缘。

【主　治】　主治心神病症。常用于心痛,心烦,惊悸,痴呆,健忘,癫狂,惊痫。

8. 少府 Shàofǔ(HT8)

【定　位】　在手掌,横平第5掌指关节近端,第4、5掌骨之间。

【主　治】　主治心胸病症。常用于心悸,烦满,胸痛；肘臂痛,掌中热,手指拘挛。

9. 少冲 Shàochōng(HT9)

【定　位】　在手指,小指末节桡侧,指甲根角侧上方

0.1寸(指寸)。

【主　治】　主治心胸部病症。常用于心痛,心悸,烦热,昏迷,胁痛。

(六)手太阳小肠经

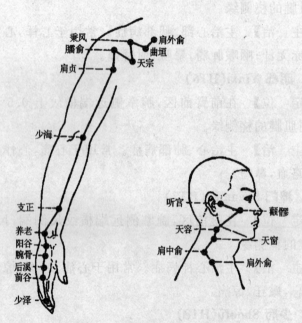

附图6　手太阳小肠经经穴示意图

1. 少泽 Shàozé(SI1)

【定　位】　在手指,小指末节尺侧,指甲根角侧上方0.1寸(指寸)。

【主　治】　主治乳房病症、急症。常用于乳痈,乳汁少;热病,昏迷;头痛,颈项强痛,目翳,咽喉肿痛。

2. 前谷 Qiángǔ(SI2)

【定　位】　在手指,第5掌指关节尺侧远端赤白肉际凹陷中。

【主　治】　主治头项部、肩部病症。常用于头痛,颈项强痛,目痛,耳鸣,咽喉肿痛;热病,癫狂;手指肿痛。

3. 后溪 Hòuxī(SI3)

【定　位】　在手内侧,第5掌指关节尺侧近端赤白肉际凹陷中。

【主　治】　主治头项部、肩部病症。常用于头痛,颈项强痛,耳聋,目赤,鼻衄;癫狂痫;疟疾;肘臂痛。

4. 腕骨 Wàngǔ(SI4)

【定　位】　在腕区,第5掌骨底与三角骨之间的赤白肉际凹陷中。

【主　治】　主治头项部病症。常用于头痛,颈项强痛,目翳,耳鸣;黄疸,热病,惊风,抽搐,疟疾;肩臂腕指痛,屈伸不利。

5. 阳谷 Yánggǔ(SI5)

【定　位】　在腕后区,尺骨茎突与三角骨之间的凹陷中。

【主　治】　主治头、项、肩部病症。常用于头痛,眩晕,耳鸣,耳聋;热病,癫狂痫,抽搐;颈颌肿,臂外侧痛,腕痛。

6. 养老 Yǎnglǎo(SI6)

【定　位】　在前臂后区,腕背横纹上1寸,尺骨头桡侧凹陷中。

【主　治】　主治肩臂部病症、目疾。常用于目昏;肩臂痛不举。

7. 支正 Zhīzhèng(SI7)

【定　位】　在前臂后区,腕背侧远端横纹上5寸,尺骨尺侧与尺侧腕屈肌之间。

【主　治】　主治头项部病症。常用于头痛,颈项强痛;热病,癫狂;肘臂酸痛,疣。

8. 小海 Xiǎohǎi(SI8)

【定　位】　在肘后区,尺骨鹰嘴与肱骨内上髁之间凹陷中。

【主　治】　主治头项部病症。常用于头痛,颈项强痛;肘臂疼痛;癫痫。新增:疝气。

9. 肩贞 Jiānzhēn(SI9)

【定　位】　在肩胛区,肩关节后下方,腋后纹头直上1寸。

【主　治】　主治局部病症。常用于瘰疬;肩胛热痛,上肢不遂。

10. 臑俞 Nàoshū(SI10)

【定　位】　在肩胛区,腋后纹头直上,肩胛冈下缘凹陷中。

【主　治】　主治肩胛部病症。常用于肩胛肿痛,肩臂酸痛。

11. 天宗 Tiānzōng(SI11)

【定　位】　在肩胛区,肩胛冈中点与肩胛骨下角连线上1/3与下2/3交点凹陷中。

【主　治】　主治局部病症。常用于肩痛,肘臂不举。

12. 秉风 Bǐngfēng(SI12)

【定　位】　在肩胛区,肩胛冈中点上方冈上窝中。

【主　治】　主治局部病症。常用于肩痛,不能上举。

13. 曲垣 Qūyuán(SI13)

【定　位】　在肩胛区,肩胛冈内侧端上缘凹陷中。

【主　治】　主治局部病症。常用于肩胛痹痛。

14. 肩外俞 Jiānwàishū(SI14)

【定　位】　在脊柱区,第1胸椎棘突下,后正中线旁开3寸。

【主　治】　主治局部病症。常用于肩背痛引项、臂。

15. 肩中俞 Jiānzhōngshū(SI15)

【定　位】　在脊柱区,第7颈椎棘突下,后正中线旁开2寸。

【主　治】　主治肺部病症。常用于寒热,咳嗽,气喘;肩背疼痛;目昏。

16. 天窗 Tiānchuāng(SI16)

【定　位】　在颈部,横平喉结,胸锁乳突肌的后缘。

【主　治】　主治耳部、咽喉部病症。常用于耳聋,耳鸣;咽喉肿痛,失音;瘰疬;颈项强痛。新增:瘰疬。

17. 天容 Tiānróng(SI17)

【定　位】　在颈部,下颌角后方,胸锁乳突肌的前缘凹陷中。

【主　治】　主治胸肺部病症。常用于胸痛,气喘;耳聋;咽喉肿痛,瘿气。

18. 颧髎 Quánliáo(SI18)

【定　位】　在面部,颧骨下缘,目外眦直下凹陷中。

【主　治】　主治局部病症。常用于口眼㖞斜,眼睑瞤动;目赤,目黄;齿痛;颊肿。颅脑外科手术(颅前窝)、上颌窦手术、牙拔除术针麻用穴。

19. 听宫 Tīnggōng(SI19)

【定　位】　在面部,耳屏正中与下颌骨髁突之间的凹陷中。

【主　治】　主治耳部病症。常用于耳鸣,耳聋,聤耳;癫狂,痫证。

(七)足太阳膀胱经

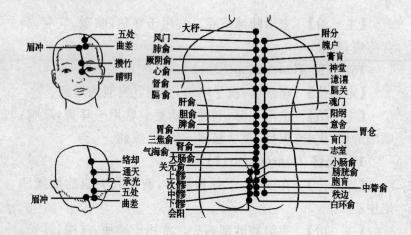

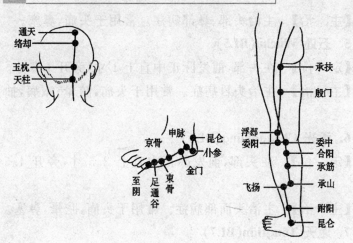

附图7　足太阳膀胱经经穴示意图

1. 睛明 Jīngmíng(BL1)

【定　位】　在面部,目内眦内上方眶内侧壁凹陷中。

【主　治】　主治目疾。常用于目赤肿痛,流泪,视物不清,眩晕,夜盲,目翳。

2. 攒竹 Cuánzhú(BL2)

【定　位】　在面部,眉头凹陷中,额切迹处。

【主　治】　主治头、目病症。常用于头痛,眉头痛;眼睑䐃动,眼睑下垂,口眼喎斜;目昏,流泪,目赤肿痛。

3. 眉冲 Méichōng(BL3)

【定　位】　在头部,额切迹直上入发际0.5寸。

【主　治】　主治头面部病症。常用于头痛,鼻塞;痫病。

4. 曲差 Qūchā(BL4)

【定　位】　在头部,前发际正中直上0.5寸,旁开1.5寸。

【主　治】　主治头部、鼻部病症。常用于头痛,鼻塞。

5. 五处 Wǔchù(BL5)

【定　位】　在头部,前发际正中直上 1 寸,旁开 1.5 寸。

【主　治】　主治头目病症。常用于头痛,眩晕;癫痫,抽搐。

6. 承光 Chéngguāng(BL6)

【定　位】　在头部,前发际正中直上 2.5 寸,旁开 1.5寸。

【主　治】　主治头面部病症。常用于头痛,眩晕,鼻塞。

7. 通天 Tōngtiān(BL7)

【定　位】　在头部,前发际正中直上 4 寸,旁开 1.5 寸。

【主　治】　主治头部、鼻部病症。常用于头痛,眩晕,鼻塞,鼻渊,鼻衄。

8. 络却 Luòquè(BL8)

【定　位】　在头部,前发际正中直上 5.5 寸,旁开 1.5寸。

【主　治】　主治头部病症。常用于头痛,眩晕,耳鸣;癫狂。

9. 玉枕 Yùzhěn(BL9)

【定　位】　在头部,横平枕外隆凸上缘,后发际正中旁开 1.3 寸。

【主　治】　主治头项、五官病症。常用于头痛,颈项强痛,目痛,鼻塞。

10. 天柱 Tiānzhù(BL10)

【定　位】　在颈后区,横平第 2 颈椎棘突上际,斜方肌外缘凹陷中。

【主　治】　主治头项部病症。常用于头痛,颈项强痛,眩晕,目痛,肩背痛;癫狂痫,热病等。

11. 大杼 Dàzhù(BL11)

【定　位】　在脊柱区,第1胸椎棘突下,后正中线旁开1.5寸。

【主　治】　主治胸背部病症。常用于咳嗽,发热,颈项强痛,肩背痛。新增:气喘。

12. 风门 Fēngmén(BL12)

【定　位】　在脊柱区,第2胸椎棘突下,后正中线旁开1.5寸。

【主　治】　主治外感、局部病症。常用于咳嗽,发热,头痛,鼻塞,鼻流清涕;颈项强痛,胸背痛

13. 肺俞 Fèishū(BL13)

【定　位】　在脊柱区,第3胸椎棘突下,后正中线旁开1.5寸。

【主　治】　主治肺部病症。常用于咳嗽,气喘,唾血,肺痨,潮热盗汗;小儿龟背。

14. 厥阴俞 Juéyīnshū(BL14)

【定　位】　在脊柱区,第4胸椎棘突下,后正中线旁开1.5寸。

【主　治】　主治心肺部病症。常用于心痛,呕吐,胸闷,咳嗽。

15. 心俞 Xīnshū(BL15)

【定　位】　在脊柱区,第5胸椎棘突下,后正中线旁开

1.5寸。

【主　治】　主治心胸部、神志病症。常用于胸痹,咳嗽,唾血,盗汗,惊悸,失眠,健忘,梦遗,白浊,癫痫。胃大部切除术针麻用穴。

16. 督俞 Dūshū(BL16)

【定　位】　在脊柱区,第6胸椎棘突下,后正中线旁开1.5寸。

【主　治】　主治心部、腹部病症。常用于心痛,腹痛,腹胀,肠鸣,气逆。

17. 膈俞 géshū(BL17)

【定　位】　在脊柱区,第7胸椎棘突下,后正中线旁开1.5寸。

【主　治】　主治胸膈病症。常用于呕吐,呃逆,气喘,吐血。

18. 肝俞 gānshū(BL18)

【定　位】　在脊柱区,第9胸椎棘突下,后正中线旁开1.5寸。

【主　治】　主治目疾、胁下病症。常用于胁痛,黄疸,目赤,目昏,夜盲,流泪,癫狂痫等;吐血。

19. 胆俞 Dǎnshū(BL19)

【定　位】　在脊柱区,第10胸椎棘突下,后正中线旁开1.5寸。

【主　治】　主治肝胆病症。常用于呕吐,口苦,胁痛,黄疸等。

20. 脾俞 Píshū(BL20)

【定　位】　在脊柱区,第11胸椎棘突下,后正中线旁开1.5寸。

【主　治】　主治脾部病症。常用于腹胀,呕吐,泄泻,水肿,黄疸。胃大部切除术针麻用穴。新增:多食身瘦。

21. 胃俞 Wèishū(BL21)

【定　位】　在脊柱区,第12胸椎棘突下,后正中线旁开1.5寸。

【主　治】　主治脾胃病症。常用于胃脘痛,腹胀,呕吐,肠鸣。新增:多食身瘦。

22. 三焦俞 Sānjiāoshū(BL22)

【定　位】　在脊柱区,第1腰椎棘突下,后正中线旁开1.5寸。

【主　治】　主治胃肠、水液病症。常用于腹胀,呕吐,肠鸣,泄泻;小便不利,水肿腰背痛。

23. 肾俞 Shènshū(BL23)

【定　位】　在脊柱区,第2腰椎棘突下,后正中线旁开1.5寸。

【主　治】　主治耳部、肾脏病症。常用于耳鸣,耳聋;腰痛,足寒,遗尿,尿频,遗精,阳痿,早泄;月经不调,带下,不孕。新增:食多身瘦。

24. 气海俞 Qìhǎishū(BL24)

【定　位】　在脊柱区,第3腰椎棘突下,后正中线旁开1.5寸。

【主　治】　主治局部病症。常用于腰痛,痛经,肛漏。

25. 大肠俞 Dàchángshū(BL25)

【定　位】　在脊柱区,第4腰椎棘突下,后正中线旁开
1.5寸。

【主　治】　主治大肠病症。常用于腹胀,肠鸣,泄泻,便
秘;腰痛。

26. 关元俞 guānyuánshū(BL26)

【定　位】　在脊柱区,第5腰椎棘突下,后正中线旁开
1.5寸。

【主　治】　主治腹部、前阴部病症。常用于腹胀,泄泻;
腰骶痛,小便频数或不利,遗尿。

27. 小肠俞 Xiǎochángshū(BL27)

【定　位】　在骶区,横平第1骶后孔,骶正中嵴旁开1.5
寸。

【主　治】　主治前阴病症。常用于遗精,遗尿,尿血,小
便涩痛,疝气;泄泻;带下;腰骶痛。

28. 膀胱俞 Pángguāngshū(BL28)

【定　位】　在骶区,横平第2骶后孔,骶正中嵴旁开1.5
寸。

【主　治】　主治局部病症和前阴病症。常用于小便不
利,遗尿,泄泻,便秘;腰骶痛。

29. 中膂俞 Zhōnglǚshū(BL29)

【定　位】　在骶区,横平第3骶后孔,骶正中嵴旁开1.5
寸。

【主　治】　主治局部、肠道病症。常用于腰骶痛;腹胀,
泄泻,痢疾。

30. 白环俞 Báihuánshū(BL30)

【定　位】　在骶区,横平第4骶后孔,骶正中嵴旁开1.5寸。

【主　治】　主治局部、前阴和妇科病症。常用于腰骶痛;遗尿,遗精,白浊;月经不调,带下。

31. 上髎 Shàngliáo(BL31)

【定　位】　在骶区,正对第1骶后孔中。

【主　治】　主治局部、妇科和前阴病症。常用于腰骶痛;月经不调,带下,子宫脱垂;阴疝,遗精阳痿;大小便不利。

32. 次髎 Cìliáo(BL32)

【定　位】　在骶区,正对第2骶后孔中。

【主　治】　主治局部、妇科和前阴病症。常用于腰痛,下肢痿痹等腰腿部病症;疝气,小便不利,遗精;月经不调,痛经,带下等。全子宫切除术、输卵管结扎术、剖宫产手术针麻用穴。

33. 中髎 Zhōngliáo(BL33)

【定　位】　在骶区,正对第3骶后孔中。

【主　治】　主治局部、妇科病症。常用于腰骶痛;便秘,泄泻,小便不利;月经不调,带下。

34. 下髎 Xiàliáo(BL34)

【定　位】　在骶区,正对第4骶后孔中。

【主　治】　主治疝气、妇科病症。常用于疝痛引小腹,腰痛;带下;便秘,便血,小便不利。

35. 会阳 Huìyáng(BL35)

【定　位】　在骶区,尾骨端旁开0.5寸。

【主　治】　主治痔疾、妇科病症。常用于痔疮，大便脓血；阳痿，带下。

36. 承扶 Chéngfú(BL36)

【定　位】　在股后区，臀沟的中点。

【主　治】　主治痔疾、局部病症。常用于痔疮，腰、骶、臀、股部痛；脱肛，便秘，小便不利。

37. 殷门 Yīnmén(BL37)

【定　位】　在股后区，臀沟下 6 寸，股二头肌与半腱肌之间。

【主　治】　主治局部病症。常用于腰痛，下肢痿痹。

38. 浮郄 Fúxì(BL38)

【定　位】　在膝后区，腘横纹上 1 寸，股二头肌腱的内侧缘。

【主　治】　主治局部病症。常用于股腘部疼痛，麻木；便秘。

39. 委阳 Wěiyáng(BL39)

【定　位】　在膝部，腘横纹上，股二头肌腱的内侧缘。

【主　治】　主治腰腿、前阴病症。常用于腹满，小便不利，腰背痛，腿足痛。

40. 委中 Wěizhōng(BL40)

【定　位】　在膝后区，腘横纹中点。

【主　治】　主治腰腿、前阴病症。常用于腰背痛，下肢痿痹；小腹痛，小便不利，遗尿。

41. 附分 Fùfēn(BL41)

【定　位】　在脊柱区，第 2 胸椎棘突下，后正中线旁开 3

寸。

【主　治】　主治局部病症。常用于肩背拘急,颈项强痛,肘臂麻木。

42. 魄户 Pòhù(BL42)

【定　位】　在脊柱区,第3胸椎棘突下,后正中线旁开3寸。

【主　治】　主治肺部、局部病症。常用于肺痨,咳嗽,气喘;颈项强痛,肩背痛。

43. 膏肓 Gāohuāng(BL43)

【定　位】　在脊柱区,第4胸椎棘突下,后正中线旁开3寸。

【主　治】　主治虚劳及肺部病症。常用于肺痨,咳嗽,气喘,盗汗,遗精。

44. 神堂 Shéntáng(BL44)

【定　位】　在脊柱区,第5胸椎棘突下,后正中线旁开3寸。

【主　治】　主治胸肺部病症。常用于咳嗽,气喘,胸闷,腰背痛。

45. 譩譆 Yìxǐ(BL45)

【定　位】　在脊柱区,第6胸椎棘突下,后正中线旁开3寸。

【主　治】　主治肩背部、肺部病症。常用于肩背拘急引胁;咳嗽,气喘;疟疾,热病。

46. 膈关 géguān(BL46)

【定　位】　在脊柱区,第7胸椎棘突下,后正中线旁开3

寸。

【主　治】　主治胸部、背部病症。常用于胸闷,呕吐,呃逆,嗳气;腰背痛。

47. 魂门 Húnmén(BL47)

【定　位】　在脊柱区,第9胸椎棘突下,后正中线旁开3寸。

【主　治】　主治局部病症。常用于胁痛,背痛,呕吐,泄泻。

48. 阳纲 Yánggāng(BL48)

【定　位】　在脊柱区,第10胸椎棘突下,后正中线旁开3寸。

【主　治】　主治腹部病症。常用于食饮不下,肠鸣,泄泻;小便黄赤。

49. 意舍 Yìshè(BL49)

【定　位】　在脊柱区,第11胸椎棘突下,后正中线旁开3寸。

【主　治】　主治腹部病症。常用于腹胀,泄泻,发热,消渴,目黄。

50. 胃仓 Wèicāng(BL50)

【定　位】　在脊柱区,第12胸椎棘突下,后正中线旁开3寸。

【主　治】　主治腹部病症。常用于腹胀,水肿,胃脘痛,小儿食积;腰背痛。

51. 肓门 Huāngmén(BL51)

【定　位】　在腰区,第1腰椎棘突下,后正中线旁开3

寸。

【主　治】　常用于心下坚痛,产后杂病等。

52. 志室 Zhìshǐ(BL52)

【定　位】　在腰区,第2腰椎棘突下,后正中线旁开3寸。

【主　治】　主治局部病症。常用于腰背痛,遗精,阳痿,小便不利等。

53. 胞肓 Bāohuāng(BL53)

【定　位】　在骶区,横平第2骶后孔,骶正中嵴旁开3寸。

【主　治】　主治局部、腹部病症。常用于腰背痛,肠鸣,腹胀,便秘,癃闭。

54. 秩边 Zhìbiān(BL54)

【定　位】　在骶区,横平第4骶后孔,骶正中嵴旁开3寸。

【主　治】　主治局部及前后阴病症。常用于腰骶痛,下肢痿痹;小便不利,便秘,痔疮,阴痛。

55. 合阳 Héyáng(BL55)

【定　位】　在小腿后区,腘横纹下2寸,腓肠肌内、外侧头之间。

【主　治】　主治腰腿病症、妇科崩漏症。常用于腰背痛,下肢痿痹疝气;崩漏。

56. 承筋 Chéngjīn(BL56)

【定　位】　在小腿后区,腘横纹下5寸,腓肠肌两肌腹之间。

【主　治】　主治腰腿部病症。常用于腰背痛,小腿拘急疼痛;痔疮。

57. 承山 Chéngshān(BL57)

【定　位】　在小腿后区,腓肠肌两肌腹与肌腱交角处。

【主　治】　主治腰腿拘急及痔疮病症。常用于腰背痛,小腿拘急疼痛;痔疮,便秘。

58. 飞扬 Fēiyáng(BL58)

【定　位】　在小腿后区,昆仑(BL60)直上7寸,腓肠肌外下缘与跟腱移行处。

【主　治】　主治头面病症。常用于头痛,眩晕,鼻衄;腰腿疼痛,痔疮。颈椎前路手术、剖宫产手术针麻用穴。

59. 跗阳 Fūyáng(BL59)

【定　位】　在小腿后区,昆仑(BL60)直上3寸,腓骨与跟腱之间。

【主　治】　主治腰腿病症。常用于腰骶痛,下肢痿痹,外踝肿痛,头痛。颈椎前路手术针麻用穴。

60. 昆仑 Kūnlún(BL60)

【定　位】　在踝区,外踝尖与跟腱之间的凹陷中。

【主　治】　主治头项及腰腿病症。常用于头痛,目痛,颈项强痛,腰痛,足踝肿痛,癫痫;难产。

61. 仆参 Púcān(BL61)

【定　位】　在跟区,昆仑(BL60)直下,跟骨外侧,赤白肉际处。

【主　治】　主治局部病症。常用于腰痛,下肢痿弱,腿痛转筋,足跟肿痛;癫痫。

62. 申脉 Shēnmài(BL62)

【定　位】　在踝区,外踝尖直下,外踝下缘与跟骨之间凹陷中。

【主　治】　主治头面病症。常用于头痛,眩晕,癫狂痫证;腰腿脚痛。

63. 金门 Jīnmén(BL63)

【定　位】　在足背,外踝前缘直下,第5跖骨粗隆后方,骰骨下缘凹陷中。

【主　治】　主治头部及腰腿病症。常用于头痛;腰痛,下肢痿痹,外踝肿痛;小儿惊风。颅脑外科手术(颅前窝)、颅脑外科手术(颞顶枕)、肺切除术针麻用穴。

64. 京骨 Jīnggǔ(BL64)

【定　位】　在跖区,第5跖骨粗隆前下方,赤白肉际处。

【主　治】　主治头项部病症。常用于头痛,颈项强痛,腰腿痛;癫痫。新增:鼻衄。

65. 束骨 Shùgǔ(BL65)

【定　位】　在跖区,第5跖趾关节的近端,赤白肉际处。

【主　治】　主治头部病症。常用于头痛,恶风,眩晕,癫狂痫;腰腿痛。

66. 足通谷 Zútōnggǔ(BL66)

【定　位】　在足趾,第5跖趾关节的远端,赤白肉际处。

【主　治】　主治头部病症。常用于头痛,颈项强痛,鼻衄,癫狂。

67. 至阴 Zhìyīn(BL67)

【定　位】　在足趾,小趾末节外侧,趾甲根角侧后方

0.1寸(指寸)。

【主 治】 主治头面部及妇科胎产病症。常用于头痛，目痛，鼻塞，鼻衄；胎位不正，滞产；足膝肿痛。

(八)足少阴肾经

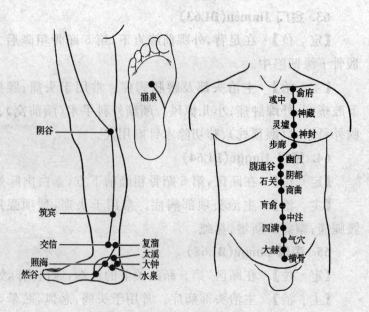

附图8 足少阴肾经经穴示意图

1. 涌泉 Yǒngquán(KI1)

【定 位】 在足底，屈足卷趾时足心最凹陷中。

【主 治】 主治热病、心肺病症。常用于热病、心烦，舌干，咽喉肿痛，咳嗽，气短，足心热；腰脊痛，大便难，小便不利。

2. 然谷 Rángǔ(KI2)

【定　位】　在足内侧,足舟骨粗隆下方,赤白肉际处。

【主　治】　主治妇科及前阴病症。常用于月经不调,阴痒,子宫脱垂;遗精,阳痿;唾血,咽喉肿痛,消渴,黄疸,泄泻;小儿脐风;足跗肿痛。

3. 太溪 Tàixī(KI3)

【定　位】　在踝区,内踝尖与跟腱之间的凹陷中。

【主　治】　主治前阴及咽喉病症。常用于遗精,阳痿;咽喉肿痛,齿痛;咳嗽,气喘,咯血,胸痛;消渴,便秘;腰背痛,下肢厥冷。

4. 大钟 Dàzhōng(KI4)

【定　位】　在跟区,内踝后下方,跟骨上缘,跟腱附着部前缘凹陷中。

【主　治】　主治腰背及前阴病症。常用于腰背痛,癃闭,便秘;唾血,气喘痴呆,嗜卧,足跟痛。新增:心烦。

5. 水泉 Shuǐquán(KI5)

【定　位】　在跟区,太溪(KI3)直下1寸,跟骨结节内侧凹陷中。

【主　治】　主治妇科病症。常用于月经不调,痛经,子宫脱垂;小便不利;目昏。

6. 照海 Zhàohǎi(KI6)

【定　位】　在踝区,内踝尖下1寸,内踝下缘边际凹陷中。

【主　治】　主治妇科病症及咽喉、目疾。常用于目赤肿痛;月经不调,赤白带下,子宫脱垂,疝气,癃闭;癫痫;咽干、咽痛。

7. 复溜 Fùliū(KI7)

【定　位】　在小腿内侧,内踝尖上2寸,跟腱的前缘。

【主　治】　主治腰背、下肢及水液代谢不利之病症。常用于腹痛、泄泻;水肿,汗证;腰背痛,下肢痿痹;脉微细时止。新增:小便不利。

8. 交信 Jiāoxìn(KI8)

【定　位】　在小腿内侧,内踝尖上2寸,胫骨内侧缘后际凹陷中。

【主　治】　主治前阴及妇科病症。常用于癃闭,疝气引股膝内侧痛;女子漏血不止;便秘。

9. 筑宾 Zhùbīn(KI9)

【定　位】　在小腿内侧,太溪(KI3)直上5寸,比目鱼肌与跟腱之间。

【主　治】　主治癫狂及局部病症。常用于癫痫,吐舌;疝气;呕吐;小腿内侧痛。

10. 阴谷 Yīngǔ(KI10)

【定　位】　在膝后区,腘横纹上,半腱肌肌腱外侧缘。

【主　治】　主治前阴及妇科病症。常用于阳痿,月经不调,崩漏;小便不利;腰背痛,少腹急引膝股内侧痛;癫狂。

11. 横骨 Hénggǔ(KI11)

【定　位】　在下腹部,脐中下5寸,前正中线旁开0.5寸。

【主　治】　主治少腹、前阴部病症。常用于疝气,少腹胀痛;小便不利,遗尿,遗精,阳痿。

12. 大赫 Dàhè(KI12)

【定　位】　在下腹部,脐中下 4 寸,前正中线旁开 0.5寸。

【主　治】　主治男科、妇科病症。常用于遗精,囊缩;子宫脱垂,带下。

13. 气穴 Qìxué(KI13)

【定　位】　在下腹部,脐中下 3 寸,前正中线旁开 0.5寸。

【主　治】　主治妇科病症。常用于月经不调,带下;腹痛引腰脊。新增:不孕。

14. 四满 Sìmǎn(KI14)

【定　位】　在下腹部,脐中下 2 寸,前正中线旁开 0.5寸。

【主　治】　主治妇科、男科病症。常用于月经不调,带下,积聚,遗精;遗尿,泄泻,腹痛,水肿。

15. 中注 Zhōngzhù(KI15)

【定　位】　在下腹部,脐中下 1 寸,前正中线旁开 0.5寸。

【主　治】　主治胃肠病症。常用于便秘,腹痛。

16. 肓俞 Huāngshū(KI16)

【定　位】　在腹部,脐中旁开 0.5 寸。

【主　治】　主治胃肠病症。常用于腹痛,便秘。

17. 商曲 Shāngqū(KI17)

【定　位】　在上腹部,脐中上 2 寸,前正中线旁开 0.5寸。

【主　治】　主治胃肠病症。常用于腹中积聚,腹痛,泄泻,便秘。

18. 石关 Shíguān(KI18)

【定　位】　在上腹部,脐中上3寸,前正中线旁开0.5寸。

【主　治】　主治脾胃、妇科病症。常用于便秘,呕吐,多唾;妇人胞中积聚疼痛。

19. 阴都 Yīndū(KI19)

【定　位】　在上腹部,脐中上4寸,前正中线旁开0.5寸。

【主　治】　主治胃肠病症。常用于肠鸣,腹痛,腹胀。

20. 腹通谷 Fùtōnggǔ(KI20)

【定　位】　在上腹部,脐中上5寸,前正中线旁开0.5寸。

【主　治】　主治胃肠病症。常用于腹中积聚,腹痛,腹胀,呕吐。

21. 幽门 Yōumén(KI21)

【定　位】　在上腹部,脐中上6寸,前正中线旁开0.5寸。

【主　治】　主治胃肠病症。常用于呃逆,呕吐,腹痛,腹胀,泄泻。

22. 步廊 Bùláng(KI22)

【定　位】　在胸部,第5肋间隙,前正中线旁开2寸。

【主　治】　主治胸肺部病症。常用于胸胁胀满,咳嗽,气喘,呕吐。

23. 神封 Shénfēng(KI23)

【定　位】　在胸部,第4肋间隙,前正中线旁开2寸。

【主　治】　主治胸肺部病症。常用于胸胁胀满,咳嗽,气喘;呕吐,食欲不振;乳痈。

24. 灵墟 Língxū(KI24)

【定　位】　在胸部,第3肋间隙,前正中线旁开2寸。

【主　治】　主治胸肺部病症。常用于胸胁胀满,咳嗽,气喘;呕吐。

25. 神藏 Shéncáng(KI25)

【定　位】　在胸部,第2肋间隙,前正中线旁开2寸。

【主　治】　主治胸肺部病症。常用于胸满,咳嗽,气喘;呕吐,食欲不振。

26. 彧中 Yùzhōng(KI26)

【定　位】　在胸部,第1肋间隙,前正中线旁开2寸。

【主　治】　主治胸肺部病症。常用于胸胁胀满,咳嗽,气喘,痰多。

27. 俞府 Shūfǔ(KI27)

【定　位】　在胸部,锁骨下缘,前正中线旁开2寸。

【主　治】　主治胸肺部病症。常用于咳嗽,气喘,胸痛呕吐。

(九)手厥阴心包经

1. 天池 Tiānchí(PC1)

【定　位】　在胸部,第4肋间隙,前正中线旁开5寸。

【主　治】　主治胸肺部病症。常用于咳嗽,痰多,胸闷,

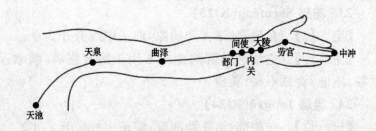

附图 9 手厥阴心包经经穴示意图

气喘,胸痛;腋下肿,瘰疬。

2. 天泉 Tiānquán(PC2)

【定　位】　在臂前区,腋前纹头下 2 寸,肱二头肌的长、短头之间。

【主　治】　主治心肺及局部病症。常用于心痛,咳嗽,胸胁胀痛,胸背疼痛,上臂内侧痛。

3. 曲泽 Qūzé(PC3)

【定　位】　在肘前区,肘横纹上,肱二头肌腱的尺侧缘凹陷中。

【主　治】　主治心部病症。常用于心痛,心悸,善惊;胃脘痛,吐血,呕吐;热病,口干;上肢痹痛。

4. 郄门 Xìmén(PC4)

【定　位】　在前臂前区,腕掌侧远端横纹上 5 寸,掌长肌腱与桡侧腕屈肌腱之间。

【主　治】　主治心胸部病症。常用于心痛,心悸,心烦,胸痛;咯血,吐血,衄血。心脏手术的针麻用穴。

5. 间使 Jiānshǐ(PC5)

【定　位】　在前臂前区,腕掌侧远端横纹上 3 寸,掌长肌腱与桡侧腕屈肌腱之间。

【主　治】　主治心部病症。常用于心痛,心悸;胃脘痛,呕吐;热病,心烦,癫狂,痫病,失音;疟疾。

6. 内关 Nèiguān(PC6)

【定　位】　在前臂前区,腕掌侧远端横纹上2寸,掌长肌腱与桡侧腕屈肌腱之间。

【主　治】　主治心、胃部病症。常用于心痛,心悸,胸闷;胃脘痛,呕吐,呃逆,痞块;癫狂,痫病;上肢痹痛。心脏手术、甲状腺手术、剖宫产手术、胃大部切除术的针麻用穴。

7. 大陵 Dàlíng(PC7)

【定　位】　在腕前区,腕掌侧远端横纹中,掌长肌腱与桡侧腕屈肌腱之间。

【主　治】　主治心、胃部病症。常用于心痛,心悸,胸胁痛;胃脘痛,呕吐,吐血;悲恐善笑,癫狂痫;上肢痹痛。新增:疮肿。

8. 劳宫 Láogōng(PC8)

【定　位】　在掌区,横平第3掌指关节近端,第2、3掌骨之间偏于第3掌骨。

【主　治】　主治心、胃部病症。常用于口疮,口臭;鹅掌风;癫狂,痫病;心痛,烦满,呕吐,吐血;热病,口渴。

9. 中冲 Zhōngchōng(PC9)

【定　位】　在手指,中指末端最高点。

【主　治】　主治热病、急症。常用于中风昏迷,舌强不语,心痛,中暑,晕厥,热病,小儿惊风。

（十）手少阳三焦经

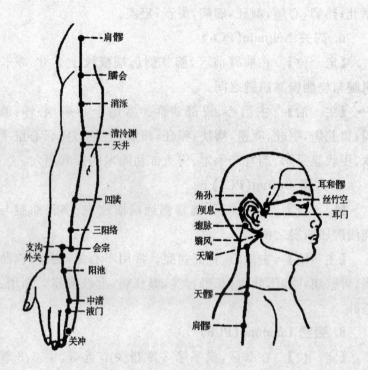

附图 10　手少阳三焦经经穴示意图

1. 关冲 guānchōng(TE1)

【定　位】　在手指,第 4 指末节尺侧,指甲根角侧上方
0.1寸(指寸)。

【主　治】　主治头面五官部病症。常用于头痛,目赤,
耳鸣,耳聋,咽喉肿痛,舌强;热病,口渴,唇干。

2. 液门 Yèmén(TE2)

【定　位】　在手背,第4、5指间,指蹼缘上方赤白肉际凹陷中。

【主　治】　主治头面五官部病症。常用于头痛,目赤,耳聋,耳鸣,咽喉肿痛;手臂肿痛;热病。

3. 中渚 Zhōngzhǔ(TE3)

【定　位】　在手背,第4、5掌骨间,第4掌指关节近端凹陷中。

【主　治】　主治头面五官部病症。常用于头痛,目痛,耳聋,耳鸣,咽喉肿痛;肩背、肘臂酸痛,手指不能屈伸;热病。

4. 阳池 Yángchí(TE4)

【定　位】　在腕后区,腕背侧远端横纹上,指伸肌腱的尺侧缘凹陷中。

【主　治】　主治局部病症。常用于手腕痛,肩臂痛;疟疾;口干。

5. 外关 Wàiguān(TE5)

【定　位】　在前臂后区,腕背侧远端横纹上2寸,尺骨与桡骨间隙中点。

【主　治】　主治耳部病症。常用于耳鸣,耳聋;胸胁痛;上肢痹痛。颈椎前路手术、颞颌关节手术等头颈部手术的针麻用穴。

6. 支沟 Zhīgōu(TE6)

【定　位】　在前臂后区,腕背侧远端横纹上3寸,尺骨与桡骨间隙中点。

【主　治】　主治耳、咽部病症。常用于耳鸣,耳聋,失音;瘰疬;胁肋痛;呕吐,便秘;热病。上颌窦手术、二尖瓣扩张分离术的针麻用穴。

7. 会宗 Huìzōng(TE7)

【定　位】　在前臂后区,腕背侧远端横纹上 3 寸,尺骨的桡侧缘。

【主　治】　主治耳部病症。常用于耳聋;痫病;上肢肌肤痛。

8. 三阳络 Sānyángluò(TE8)

【定　位】　在前臂后区,腕背侧远端横纹上 4 寸,尺骨与桡骨间隙中点。

【主　治】　主治耳、齿部病症。常用于耳聋,失音,齿痛;上肢痹痛。肺切除术、心脏手术的针麻用穴。

9. 四渎 Sìdú(TE9)

【定　位】　在前臂后区,肘尖(EX-UE1)下 5 寸,尺骨与桡骨间隙中点。

【主　治】　主治耳、齿部病症。常用于耳聋,齿痛;上肢痹痛。

10. 天井 Tiānjǐng(TE10)

【定　位】　在肘后区,肘尖(EX-UE1)上 1 寸凹陷中。

【主　治】　主治心胸部病症。常用于痫病;胸痹,心痛;瘰疬,瘿气;肩臂痛。

11. 清泠渊 Qīnglǐngyuān(TE11)

【定　位】　在臂后区,肘尖(EX-UE1)与肩峰角连线上,肘尖(EX-UE1)上 2 寸。

【主　治】　主治局部病症。常用于头痛;上肢痹痛。

12. 消泺 Xiāoluò(TE12)

【定　位】　在臂后区,肘尖(EX-UE1)与肩峰角连线上,肘尖(EX-UE1)上 5 寸。

【主　治】　主治头项部病症。常用于头痛,齿痛,颈项强痛,肩背痛。

13. 臑会 Nàohuì(TE13)

【定　位】　在臂后区,肩峰角下 3 寸,三角肌的后下缘。

【主　治】　主治局部病症。常用于瘿气,瘰疬,上肢痹痛。

14. 肩髎 Jiānliáo(TE14)

【定　位】　在三角肌区,肩峰角与肱骨大结节两骨间凹陷中。

【主　治】　主治局部病症。常用于肩痛不举。

15. 天髎 Tiānliáo(TE15)

【定　位】　在肩胛区,肩胛骨上角骨际凹陷中。

【主　治】　主治局部病症。常用于肩臂痛,颈项强痛。

16. 天牖 Tiānyǒu(TE16)

【定　位】　在颈部,横平下颌角,胸锁乳突肌的后缘凹陷中。

【主　治】　主治头面颈项部病症。常用于头痛,眩晕,颈项强痛,目昏,耳聋,涕出不收,咽喉肿痛;瘰疬。

17. 翳风 Yìfēng(TE17)

【定　位】　在颈部,耳垂后方,乳突下端前方凹陷中。

【主　治】　主治局部病症。常用于耳鸣,耳聋,口眼㖞斜;口噤,颊肿,瘰疬。颅脑外科手术、腭裂整复术的针麻用穴。新增：习惯性下颌关节脱位。

18. 瘈脉 Chìmài(TE18)

【定　位】　在头部，乳突中央，角孙（TE20）与翳风（TE17）沿耳轮弧形连线的上 2/3 与下 1/3 的交点处。

【主　治】　主治小儿惊痫。常用于小儿惊风抽搐。

19. 颅息 Lúxī(TE19)

【定　位】　在头部，角孙（TE20）与翳风（TE17）沿耳轮弧形连线的上 1/3 与下 2/3 的交点处。

【主　治】　主治小儿惊痫。常用于小儿惊风；耳鸣；气喘。

20. 角孙 Jiǎosūn(TE20)

【定　位】　在头部，耳尖正对发际处。

【主　治】　主治齿、面部病症。常用于齿痛，颊肿，目翳。

21. 耳门 ěrmén(TE21)

【定　位】　在耳区，耳屏上切迹与下颌骨髁突之间的凹陷中。

【主　治】　主治耳、齿部病症。常用于耳鸣，耳聋，齿痛，颊肿痛。

22. 耳和髎 ěrhéliáo(TE22)

【定　位】　在头部，鬓发后缘，耳郭根的前方，颞浅动脉的后缘。

【主　治】　主治头面部病症。常用于头痛，耳鸣，口㖞。

23. 丝竹空 Sīzhúkōng(TE23)

【定　位】　在面部，眉梢凹陷中。

【主　治】　主治头目部病症。常用于头痛，眩晕，目赤肿痛、眼肌抽搐，倒睫；癫痫、目上视。

（十一）足少阳胆经

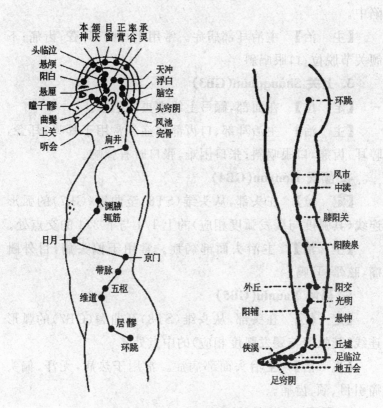

附图 11　足少阳胆经经穴示意图

1. 瞳子髎 Tóngzǐliáo(GB1)

【定　位】　在面部，目外眦外侧 0.5 寸凹陷中。

【主　治】　主治头目部病症。常用于头痛；目赤肿痛，内障，视力下降，目翳。

2. 听会 Tīnghuì(GB2)

【定　位】　在面部，耳屏间切迹与下颌骨髁突之间的凹陷中。

【主　治】　主治耳部病症。常用于耳鸣，耳聋；齿痛；下颌关节脱位；口眼㖞斜。

3. 上关 Shàngguān(GB3)

【定　位】　在面部，颧弓上缘中央凹陷中。

【主　治】　主治耳部、口齿部病症。常用于耳鸣，耳聋，聤耳，齿痛，口眼㖞斜；张口困难，张口时有弹响。

4. 颔厌 Hànyàn(GB4)

【定　位】　在头部，从头维(ST8)至曲鬓(GB7)的弧形连线(其弧度与鬓发弧度相应)的上 1/4 与下 3/4 的交点处。

【主　治】　主治头面部病症。常用于偏头痛，目外眦痛，眩晕；耳鸣。

5. 悬颅 Xuánlú(GB5)

【定　位】　在头部，从头维(ST8)至曲鬓(GB7)的弧形连线(其弧度与鬓发弧度相应)的中点处。

【主　治】　主治头面部病症。常用于热病，无汗，偏头痛引目、颔、齿痛。

6. 悬厘 Xuánlí(GB6)

【定　位】　在头部，从头维(ST8)至曲鬓(GB7)的弧形连线(其弧度与鬓发弧度相应)的上 3/4 与下 1/4 的交点处。

【主　治】　主治头目部病症。常用于偏头痛，目痛。新增:热病。

7. 曲鬓 Qūbìn(GB7)

【定　位】　在头部,耳前鬓角发际后缘与耳尖水平线的交点处。

【主　治】　主治头面部病症。常用于头痛,齿痛;颊肿,口噤。

8. 率谷 Shuàigǔ(GB8)

【定　位】　在头部,耳尖直上入发际1.5寸。

【主　治】　主治头部病症。常用于偏头痛,眩晕,呕吐;小儿惊风。

9. 天冲 Tiānchōng(GB9)

【定　位】　在头部,耳根后缘直上,入发际2寸。

【主　治】　主治头部病症。常用于头痛,癫痫,牙龈肿痛。

10. 浮白 Fúbái(GB10)

【定　位】　在头部,耳后乳突的后上方,从天冲(GB9)至完骨(GB12)的弧形连线(其弧度与耳郭弧度相应)的上1/3与下2/3交点处。

【主　治】　主治头面部病症。常用于头痛,目痛,齿痛;下肢痿痹。

11. 头窍阴 Tóuqiàoyīn(GB11)

【定　位】　在头部,耳后乳突的后上方,从天冲(GB9)到完骨(GB12)的弧形连线(其弧度与耳郭弧度相应)的上2/3与下1/3交点处。

【主　治】　主治头项部病症。常用于头痛,颈项强痛。

12. 完骨 Wángǔ(GB12)

【定　位】　在头部,耳后乳突的后下方凹陷中。

【主　治】　主治头项口齿部病症。常用于头痛,颈项强痛,咽喉肿痛,颊肿,齿痛;癫狂;中风,口眼㖞斜,下肢痿痹。

13. 本神 Běnshén(GB13)

【定　位】　在头部,前发际上0.5寸,头正中线旁开3寸。

【主　治】　主治头目部病症。常用于头痛,颈项强痛,眩晕;小儿惊风,痫病。

14. 阳白 Yángbái(GB14)

【定　位】　在头部,眉上1寸,瞳孔直上。

【主　治】　主治头目部病症。常用于头痛,目痛,目痒,目翳。斜视矫正术、青光眼手术的针麻用穴。

15. 头临泣 Tóulínqì(GB15)

【定　位】　在头部,前发际上0.5寸,瞳孔直上。

【主　治】　主治头目部病症。常用于头痛,眩晕;目痛,流泪,目翳;鼻塞,鼻渊;小儿惊风。新增:目上视。

16. 目窗 Mùchuāng(GB16)

【定　位】　在头部,前发际上1.5寸,瞳孔直上。

【主　治】　主治头目部病症。常用于头痛,眩晕;目痛,近视。

17. 正营 Zhèngyíng(GB17)

【定　位】　在头部,前发际上2.5寸,瞳孔直上。

【主　治】　主治头目部病症。常用于头痛,眩晕,齿痛。

18. 承灵 Chénglíng(GB18)

【定　位】　在头部,前发际上4寸,瞳孔直上。

【主　治】　主治外感病症。常用于头痛,恶寒,鼻衄,鼻塞。

19. 脑空 Nǎokōng(GB19)

【定　位】　在头部,横平枕外隆凸的上缘,风池(GB20)直上。

【主　治】　主治头面五官部病症。常用于发热,头痛,颈项强痛,眩晕,目痛,鼻衄,鼻部疮疡,耳聋;癫狂痫。

20. 风池 Fēngchí(GB20)

【定　位】　在颈后区,枕骨之下,胸锁乳突肌上端与斜方肌上端之间的凹陷中。

【主　治】　主治脑部、耳目部病症。常用于中风,痫病,癫狂,眩晕;耳鸣,耳聋,目赤肿痛;头痛、鼻塞、鼻衄;颈项强痛。颅脑外科手术的针麻用穴。

21. 肩井 Jiānjǐng(GB21)

【定　位】　在肩胛区,第7颈椎棘突与肩峰最外侧点连线的中点。

【主　治】　主治局部病症。常用于颈项强痛,肩背痛,中风,上肢不遂,瘰疬;难产,乳痈,缺乳。

22. 渊腋 Yuānyè(GB22)

【定　位】　在胸外侧区,第4肋间隙中,在腋中线上。

【主　治】　主治局部病症。常用于胸胁胀痛,上肢痹痛,腋下肿。

23. 辄筋 Zhéjīn(GB23)

【定　位】　在胸外侧区,第4肋间隙中,腋中线前1寸。

【主　治】　主治胸部病症。常用于胸胁胀满,气喘,不能平卧。

24. 日月 Rìyuè(GB24)

【定　位】　在胸部,第7肋间隙中,前正中线旁开4寸。

【主　治】　主治胁部病症。常用于胁痛;多唾,吞酸,呃逆;黄疸。

25. 京门 Jīngmén(GB25)

【定　位】　在上腹部,第12肋骨游离端的下际。

【主　治】　主治胁部、二便病症。常用于腰痛,胁痛,胯痛;肠鸣,泄泻,腹胀,小便不利,水肿。

26. 带脉 Dàimài(GB26)

【定　位】　在侧腹部,第11肋骨游离端垂线与脐水平线的交点上。

【主　治】　主治妇科病症。常用于月经不调,赤白带下;少腹疼痛,疝气,腰胁痛。

27. 五枢 Wǔshū(GB27)

【定　位】　在下腹部,横平脐下3寸,髂前上棘内侧。

【主　治】　主治局部、妇科病症。常用于疝气,少腹痛,腰背痛,胯痛;赤白带下,月经不调。全子宫切除术的针麻用穴。

28. 维道 Wéidào(GB28)

【定　位】　在下腹部,髂前上棘内下0.5寸。

【主　治】　主治腰腿部、腹部病症。常用于腰腿痛;呕吐,食欲不振,水肿。腹股沟斜疝修补术、全子宫切除术的针麻用穴。

29. 居髎 Jūliáo(GB29)

【定　位】　在臀区,髂前上棘与股骨大转子最凸点连线的中点处。

【主　治】　主治局部病症。常用于疝气,腰痛引小腹;腰腿痛。

30. 环跳 Huántiào(GB30)

【定　位】　在臀区,股骨大转子最凸点与骶管裂孔连线的外 1/3 与内 2/3 交点处。

【主　治】　主治腰腿部病症。常用于腰痛,胯痛,下肢痿痹,半身不遂。

31. 风市 Fēngshì(GB31)

【定　位】　在股部,直立垂手,掌心贴于大腿时,中指尖所指凹陷中,髂胫束后缘。

【主　治】　主治腰腿部病症。常用于腰腿痛,下肢痿痹,麻木,半身不遂;遍身瘙痒。

32. 中渎 Zhōngdú(GB32)

【定　位】　在股部,腘横纹上 7 寸,髂胫束后缘。

【主　治】　主治局部病症。常用于下肢痿痹,麻木,半身不遂。

33. 膝阳关 Xīyángguān(GB33)

【定　位】　在膝部,股骨外上髁后上缘,股二头肌腱与髂胫束之间的凹陷中。

【主　治】　主治局部病症。常用于膝腘肿痛,挛急,小腿麻木。

34. 阳陵泉 Yánglíngquán(GB34)

【定　位】　在小腿外侧,腓骨头前下方凹陷中。

【主　治】　主治胆部、胁下部病症。常用于胁痛,口苦,呕吐,吞酸;膝肿痛,下肢痿痹及麻木。

35. 阳交 Yángjiāo(GB35)

【定　位】　在小腿外侧,外踝尖上 7 寸,腓骨后缘。

【主　治】　主治脑部、局部病症。常用于胸满,咽喉肿痛;癫狂,抽搐;下肢痿痹,转筋。

36. 外丘 Wàiqiū(GB36)

【定　位】　在小腿外侧,外踝尖上 7 寸,腓骨前缘。

【主　治】　主治胸胁部、局部病症。常用于胸胁胀满,下肢痿痹,癫狂。

37. 光明 Guāngmíng(GB37)

【定　位】　在小腿外侧,外踝尖上 5 寸,腓骨前缘。

【主　治】　主治目疾。常用于目痛,夜盲,近视,目翳;下肢痿痹。

38. 阳辅 Yángfǔ(GB38)

【定　位】　在小腿外侧,外踝尖上 4 寸,腓骨前缘。

【主　治】　主治咽喉部、胸胁部病症。常用于咽喉肿痛;胸胁胀痛,腋下肿痛,瘰疬;下肢痿痹。肺切除术的针麻用穴。

39. 悬钟 Xuánzhōng(GB39)

【定　位】　在小腿外侧,外踝尖上 3 寸,腓骨前缘。

【主　治】　主治脾胃、局部病症。常用于腹满,食欲不振;半身不遂,下肢痿痹,足胫挛痛。

40. 丘墟 Qiūxū(GB40)

【定　位】　在踝区,外踝的前下方,趾长伸肌腱的外侧凹陷中。

【主　治】　主治胁部、目部病症。常用于胸胁痛,善太息,颈肿,腋下肿;疟疾;目昏,目翳;小腿酸痛,外踝肿痛,足下垂。

41. 足临泣 Zúlínqì(GB41)

【定　位】　在足背,第4、5跖骨底结合部的前方,第5趾长伸肌腱外侧凹陷中。

【主　治】　主治头部、胸胁部病症。常用于偏头痛,眩晕,胁痛,瘰疬,膝痛,足痛,疟疾;月经不调,乳痈。颅脑外科手术(颅后窝)的针麻用穴。

42. 地五会 Dìwǔhuì(GB42)

【定　位】　在足背,第4、5跖骨间,第4跖趾关节近端凹陷中。

【主　治】　主治目疾、局部病症。常用于目赤肿痛,腋下肿;足背红肿;乳痈。新增:唾血,皮肤不泽。

43. 侠溪 Xiáxī(GB43)

【定　位】　在足背,第4、5趾间,趾蹼缘后方赤白肉际处。

【主　治】　主治头部、耳目部病症。常用于热病,头痛,眩晕,颊肿;耳聋,耳鸣,目赤肿痛;胁痛,膝股痛,足痛;乳痈。

44. 足窍阴 Zúqiàoyīn(GB44)

【定　位】　在足趾,第4趾末节外侧,趾甲根角侧后方

0.1寸(指寸)。

【主　治】　主治胸胁部、耳部病症。常用于头痛,目赤肿痛,胸胁痛;耳鸣,耳聋;足痛。

(十二)足厥阴肝经

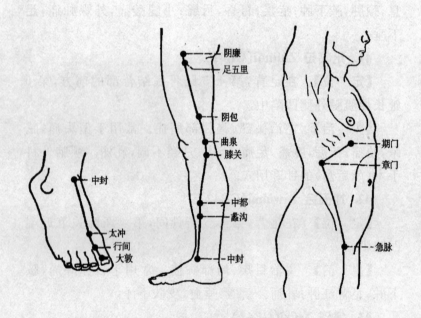

附图12　足厥阴肝经经穴示意图

1. 大敦 Dàdūn(LR1)

【定　位】　在足趾,大趾末节外侧,趾甲根角侧后方0.1寸(指寸)。

【主　治】　主治前阴部、妇科病症。常用于睾丸肿痛,前阴痛,少腹疼痛,遗尿,癃闭;月经不调,子宫下垂;疝气;小儿惊风,痫病;昏厥。

2. 行间 Xíngjiān(LR2)

【定　位】　在足背,第1、2趾间,趾蹼缘后方赤白肉际处。

【主　治】　主治前阴部、咽部病症。常用于疝气,少腹疼痛;前阴痛,遗尿,癃闭;月经不调,带下;目赤肿痛,口干渴;胁痛,癫病,善怒,太息;脚膝肿痛。新增:咽喉肿痛。

3. 太冲 Tàichōng(LR3)

【定　位】　在足背,第1、2跖骨间,跖骨底结合部前方凹陷中,或触及动脉搏动。

【主　治】　主治前阴、胁下、咽部病症。常用于阴疝,前阴痛,少腹肿;癃闭,遗尿;月经不调;黄疸,胁痛,腹胀,呕逆;小儿惊风;目赤肿痛,咽干,咽痛;下肢痿痹,足跗肿痛。颅脑外科手术、剖宫产等手术针麻用穴。新增:难产。

4. 中封 Zhōngfēng(LR4)

【定　位】　在踝区,内踝前,胫骨前肌肌腱的内侧缘凹陷中。

【主　治】　主治前阴部病症。常用于疝气引腰痛、少腹痛;遗精,小便不利。

5. 蠡沟 Lígōu(LR5)

【定　位】　在小腿内侧,内踝尖上5寸,胫骨内侧面的中央。

【主　治】　主治前阴部病症。常用于阴疝,睾丸肿痛,小便不利,遗尿;月经不调,赤白带下,阴痒。

6. 中都 Zhōngdū(LR6)

【定　位】　在小腿内侧,内踝尖上 7 寸,胫骨内侧面的中央。

【主　治】　主治前阴部病症。常用于疝气;泄泻,少腹痛;崩漏,恶露不绝。

7. 膝关 Xīguān(LR7)

【定　位】　在膝部,胫骨内侧髁的下方,阴陵泉(SP9)后 1 寸。

【主　治】　主治局部病症。常用于阴疝所致的少腹痛引咽喉、膝内侧痛;膝髌肿痛,下肢痿痹。

8. 曲泉 Qūquán(LR8)

【定　位】　在膝部,腘横纹内侧端,半腱肌肌腱内缘凹陷中。

【主　治】　主治前阴部、少腹部病症。常用于疝气;前阴痛,遗精,阳痿,小便不利;月经不调,带下,子宫脱垂,阴痒,少腹疼痛;惊狂;膝肿痛,下肢痿痹。新增:妇人胞中积聚。

9. 阴包 Yīnbāo(LR9)

【定　位】　在股前区,髌底上 4 寸,股薄肌与缝匠肌之间。

【主　治】　主治妇科、前阴部病症。常用于腰骶痛,少腹痛;月经不调;小便不利,遗尿。

10. 足五里 Zúwǔlǐ(LR10)

【定　位】　在股前区,气冲(ST30)直下 3 寸,动脉搏动处。

【主　治】　主治前阴部病症。常用于少腹痛,小便不利,子宫脱垂,睾丸肿痛。

11. 阴廉 Yīnlián(LR11)

【定　位】　在股前区,气冲(ST30)直下 2 寸。

【主　治】　主治妇科病症。常用于月经不调,不孕,少腹痛。

12. 急脉 Jímài(LR12)

【定　位】　在腹股沟区,横平耻骨联合上缘,前正中线旁开 2.5 寸。

【主　治】　主治前阴部病症。常用于疝气,前阴痛,少腹痛。

13. 章门 Zhāngmén(LR13)

【定　位】　在侧腹部,在第 11 肋游离端的下际。

【主　治】　主治肝脾、胃肠病症。常用于黄疸,胁痛,痞块(肝脾大);腹痛,腹胀,肠鸣,呕吐。

14. 期门 Qīmén(LR14)

【定　位】　在胸部,第 6 肋间隙,前正中线旁开 4 寸。

【主　治】　主治肝脾、胸胁部病症。常用于胸胁胀痛,胁下积聚;呕吐,腹胀,泄泻;乳痈;喘。

(十三)督脉经穴穴位

1. 长强 Chángqiáng(GV1)

【定　位】　在会阴区,尾骨下方,尾骨端与肛门连线的中点处。

【主　治】　主治肛肠部、督脉病症。常用于泄泻,便秘,

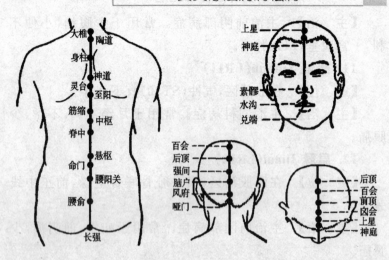

附图13　督脉经经穴示意图

便血，痔疮，脱肛；癫狂，小儿惊风，腰脊、尾骶部强痛。

2. 腰俞 Yāoshū(GV2)

【定　位】　在骶区，正对骶管裂孔，后正中线上。

【主　治】　主治局部、妇科病症。常用于腰背痛；痔疮；月经不调；下肢痿痹。全子宫切除术、剖宫产手术的针麻用穴。

3. 腰阳关 Yāoyángguān(GV3)

【定　位】　在脊柱区，第4腰椎棘突下凹陷中，后正中线上。

【主　治】　主治局部、妇科、男科病症。常用于腰骶痛；月经不调，遗精，阳痿。

4. 命门 Mìngmén(GV4)

【定　位】　在脊柱区，第2腰椎棘突下凹陷中，后正中线上。

【主　治】　主治局部、妇科、男科病症。常用于腰背痛，少腹痛，腰痛，下肢痿痹；赤白带下；阳痿，遗精，小便频数。全子宫切除术、剖宫产手术的针麻用穴。

5. 悬枢 Xuánshū(GV5)

【定　位】　在脊柱区，第1腰椎棘突下凹陷中，后正中线上。

【主　治】　主治腰部、腹部病症。常用于腰背痛，腹痛，泄泻。

6. 脊中 Jǐzhōng(GV6)

【定　位】　在脊柱区，第11胸椎棘突下凹陷中，后正中线上。

【主　治】　主治脾、腰背部病症。常用于腰背痛，痫病；黄疸，泄泻。全子宫切除术、剖宫产手术的针麻用穴。

7. 中枢 Zhōngshū(GV7)

【定　位】　在脊柱区，第10胸椎棘突下凹陷中，后正中线上。

【主　治】　主治局部病症。常用于腰背痛。

8. 筋缩 Jīnsuō(GV8)

【定　位】　在脊柱区，第9胸椎棘突下凹陷中，后正中线上。

【主　治】　主治脑病。常用于小儿惊风抽搐，目上视，脊强，癫狂等督脉病症。全子宫切除术的针麻用穴。

9. 至阳 Zhìyáng(GV9)

【定　位】　在脊柱区，第7胸椎棘突下凹陷中，后正中线上。

【主　治】　主治脾部病症。常用于黄疸,身重;腰背痛。全子宫切除术的针麻用穴。

10. 灵台 Língtái(GV10)

【定　位】　在脊柱区,第6胸椎棘突下凹陷中,后正中线上。

【主　治】　主治肺部、局部病症。常用于咳嗽,气喘;脊痛,颈项强痛。

11. 神道 Shéndào(GV11)

【定　位】　在脊柱区,第5胸椎棘突下凹陷中,后正中线上。

【主　治】　主治心神、局部病症。常用于疟疾寒热,头痛;悲愁,惊悸,健忘;脊强、脊痛,小儿惊风。

12. 身柱 Shēnzhù(GV12)

【定　位】　在脊柱区,第3胸椎棘突下凹陷中,后正中线上。

【主　治】　主治心神、肺部病症。常用于发热,癫狂,惊风抽搐,腰背痛;咳嗽,气喘。

13. 陶道 Táodào(GV13)

【定　位】　在脊柱区,第1胸椎棘突下凹陷中,后正中线上。

【主　治】　主治热病。常用于疟疾,寒热,骨蒸,脊强。

14. 大椎 Dàzhuī(GV14)

【定　位】　在脊柱区,第7颈椎棘突下凹陷中,后正中线上。

【主　治】　治疗各种发热的要穴。主治热病、局部病症。常用于热病,疟疾寒热;咳嗽,气喘,骨蒸;颈项强痛,脊痛。颅脑外科手术的针麻用穴。

15. 哑门 Yǎmén(GV15)

【定　位】　在颈后区,第 2 颈椎棘突上际凹陷中,后正中线上。

【主　治】　主治咽喉部病症。常用于失音,舌缓或舌强不能言;头痛,颈项强痛,鼻衄。颅脑外科手术(颅后窝)的针麻用穴。

16. 风府 Fēngfǔ(GV16)

【定　位】　在颈后区,枕外隆凸直下,两侧斜方肌之间凹陷中。

【主　治】　主治脑病。常用于中风,失音,半身不遂;癫狂,头痛,颈项强痛;咽喉肿痛,眩晕,鼻衄。

17. 脑户 Nǎohù(GV17)

【定　位】　在头部,枕外隆凸的上缘凹陷中。

【主　治】　主治脑病。常用于癫狂,痫病,失音,眩晕,颈项强痛。颅脑外科手术(颅后窝)的针麻用穴。

18. 强间 Qiángjiān(GV18)

【定　位】　在头部,后发际正中直上 4 寸。

【主　治】　主治脑病。常用于癫狂,癫痫,抽搐,颈项强痛。

19. 后顶 Hòudǐng(GV19)

【定　位】　在头部,后发际正中直上 5.5 寸。

【主　治】　主治脑病、头颈部病症。常用于头顶痛,眩晕;癫狂,痫病,颈项强痛。颅脑外科手术(颅后窝)的针麻用穴。

20. 百会 Bǎihuì(GV20)

【定　位】　在头部,前发际正中直上 5 寸。

【主　治】　主治头目、心神病症。头顶痛,目痛,眩晕;中风,癫狂,惊风,痴呆,昏厥;脱肛,子宫脱垂。

21. 前顶 Qiándǐng(GV21)

【定　位】　在头部,前发际正中直上 3.5 寸。

【主　治】　主治头面部病症。常用于头痛,眩晕;小儿惊风;鼻渊,面赤肿。

22. 囟会 Xìnhuì(GV22)

【定　位】　在头部,前发际正中直上 2 寸。

【主　治】　主治头面部病症。常用于头痛,眩晕;小儿惊风;鼻塞,鼻衄。颅脑外科手术(颞顶枕)的针麻用穴。

23. 上星 Shàngxīng(GV23)

【定　位】　在头部,前发际正中直上 1 寸。

【主　治】　主治头面部病症。常用于鼻渊,鼻衄;头痛,眩晕,目痛,癫狂;疟疾,热病。颅脑外科手术针麻用穴。

24. 神庭 Shéntíng(GV24)

【定　位】　在头部,前发际正中直上 0.5 寸。

【主　治】　主治神志病、头鼻部病症。常用于癫狂,痫病等;头痛,眩晕,呕吐;鼻渊,鼻衄。

25. 素髎 Sùliáo(GV25)

【定　位】　在面部,鼻尖的正中央。

【主　治】　主治鼻部病症。常用于鼻塞,鼻衄,鼻渊,鼻息肉,酒皶鼻等。

26. 水沟 Shuǐgōu(GV26)

【定　位】　在面部,人中沟的上 1/3 与中 1/3 交点处。

【主　治】　急救要穴。主治急症。常用于昏迷;水肿,消渴;口角歪斜,流涎,鼻塞、鼻衄等;癫病,惊痫,口噤,腰脊强痛。输卵管结扎术、剖宫产手术、胃大部切除术的针麻用穴。

27. 兑端 Duìduān(GV27)

【定　位】　在面部,上唇结节的中点。

【主　治】　主治神志病、口齿部病症。常用于痫病,呕沫,口噤;齿痛;口臭。

28. 龈交 Yínjiāo(GV28)

【定　位】　在上唇内,上唇系带与上牙龈的交点。

【主　治】　主治神志病、口齿鼻部病症。常用于癫狂;牙龈出血,鼻塞,鼻息肉,鼻疮,面疮。

(十四)任脉经穴穴位

1. 会阴 Huìyīn(CV1)

【定　位】　在会阴区,男性在阴囊根部与肛门连线的中点,女性在大阴唇后联合与肛门连线的中点。

【主　治】　主治前后阴部病症。常用于大小便不利,阴痛,阴痒,阴肿,痔疮,遗精等;月经不调。

2. 曲骨 Qūgǔ(CV2)

【定　位】　在下腹部,耻骨联合上缘,前正中线上。

【主　治】　主治前阴部、妇科病症。常用于小便不利,

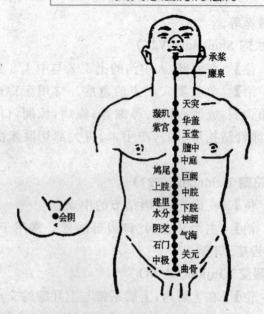

承浆
廉泉
天突
璇玑　华盖
紫宫　玉堂
　　膻中
　　中庭
鸠尾　巨阙
上脘　中脘
建里　下脘
水分　神阙
阴交　气海
石门　关元
中极　曲骨
会阴

附图14　任脉经经穴示意图

遗尿,阴疝,遗精,阳痿等;月经不调,带下等。

3. 中极 Zhōngjí(CV3)

【定　位】　在下腹部,脐中下 4 寸,前正中线上。

【主　治】　妇科病要穴。主治妇科、前阴部病症。常用于月经不调,崩漏,子宫脱垂,阴痒,不孕,产后恶露不尽,带下等;遗尿,小便不利,阴疝,遗精,阳痿等。

4. 关元 guānyuán(CV4)

【定　位】　在下腹部,脐中下 3 寸,前正中线上。

【主　治】　主治前阴部、妇科病症。常用于疝气,少腹疼痛;小便闭,小便数,遗精,阳痿等;月经不调,痛经,经闭,崩漏,带下,子宫脱垂,恶露不尽等;泄泻,虚劳诸疾。

5. 石门 Shímén(CV5)

【定　位】　在下腹部,脐中下 2 寸,前正中线上。

【主　治】　主治前阴部、妇科病症。常用于疝气;小便不利,遗精,阳痿等;妇人胞中积聚,不孕,月经不调,产后恶露不尽等;水肿,泄泻,腹痛。

6. 气海 Qìhǎi(CV6)

【定　位】　在下腹部,脐中下 1.5 寸,前正中线上。

【主　治】　保健要穴。主治虚劳、前阴部、妇科病症。常用于虚脱,泄泻,虚劳羸瘦;疝气,腹中绞痛;小便不利,遗尿,遗精,阳痿等前阴病症;月经不调,带下,子宫脱垂,产后恶露不尽等妇科病症。

7. 阴交 Yīnjiāo(CV7)

【定　位】　在下腹部,脐中下 1 寸,前正中线上。

【主　治】　主治妇科、水液病症。常用于疝气,腹痛;月经不调,带下,不孕,产后诸症等;水肿,小便不利。

8. 神阙 Shénquè(CV8)

【定　位】　在脐区,脐中央。

【主　治】　主治腹部、水液病症。常用于脐腹痛,腹胀,肠鸣,泄泻等;水肿,小便不利;中风脱证。

9. 水分 Shuǐfēn(CV9)

【定　位】　在上腹部,脐中上 1 寸,前正中线上。

【主　治】　主治腹部、水液病症。常用于腹痛,胀满坚硬,不能食等;水肿,小便不通。

10. 下脘 Xiàwǎn(CV10)

【定　位】　在上腹部,脐中上 2 寸,前正中线上。

【主　治】　主治腹部病症。常用于呕吐,食入即出;腹满,腹硬,腹部肿块,食欲不振,消瘦。

11. 建里 Jiànlǐ(CV11)

【定　位】　在上腹部,脐中上3寸,前正中线上。

【主　治】　主治腹部病症。常用于胃脘痛,呕吐,食欲不振;腹胀,腹痛,肠鸣,腹肿。

12. 中脘 Zhōngwǎn(CV12)

【定　位】　在上腹部,脐中上4寸,前正中线上。

【主　治】　主治腹部病症。常用于胃脘痛,腹痛,腹胀,腹中积聚,泄泻,便秘,纳呆,呕吐等;黄疸。

13. 上脘 Shàngwǎn(CV13)

【定　位】　在上腹部,脐中上5寸,前正中线上。

【主　治】　主治胃、腹部病症。常用于胃脘痛,呕吐,呕血,呃逆,纳呆,腹胀,腹中积聚等;痫病。

14. 巨阙 Jùquè(CV14)

【定　位】　在上腹部,脐中上6寸,前正中线上。

【主　治】　主治心胸部、腹部病症。常用于心胸痛,气喘,心烦,心悸等;腹痛,呕吐,吞酸;癫狂,痫病,昏厥。

15. 鸠尾 Jiūwěi(CV15)

【定　位】　在上腹部,剑胸结合下1寸,前正中线上。

【主　治】　主治心胸部、腹部病症。常用于心胸痛,气喘,心烦,心悸等;腹痛,呕吐,吞酸;癫狂,痫病,昏厥。

16. 中庭 Zhōngtíng(CV16)

【定　位】　在胸部,剑胸结合中点处,前正中线上。

【主　治】　主治胸膈部病症。常用于胸胁胀满,噎膈,呕吐。

17. 膻中 Dànzhōng(CV17)

【定　位】　在胸部,横平第4肋间隙,前正中线上。

【主　治】　主治心、胸部病症。常用于胸闷,心痛,咳嗽,气喘;噎膈,呃逆;产后缺乳。

18. 玉堂 Yùtáng(CV18)

【定　位】　在胸部,横平第3肋间隙,前正中线上。

【主　治】　主治胸、肺部病症。常用于咳嗽,气喘,胸闷,胸痛,乳房胀痛等;呕吐。

19. 紫宫 Zǐgōng(CV19)

【定　位】　在胸部,横平第2肋间隙,前正中线上。

【主　治】　主治胸、肺部病症。常用于胸痛,咳嗽,气喘等。

20. 华盖 Huágài(CV20)

【定　位】　在胸部,横平第1肋间隙,前正中线上。

【主　治】　主治胸、肺部病症。常用于胸胁痛,咳嗽,气喘等。

21. 璇玑 Xuánjī(CV21)

【定　位】　在胸部,胸骨上窝下1寸,前正中线上。

【主　治】　主治胸、肺部病症。常用于咳嗽,气喘,胸痛等;咽喉肿痛。

22. 天突 Tiāntū(CV22)

【定　位】　在颈前区,胸骨上窝中央,前正中线上。

【主　治】　主治胸、肺部、咽喉部病症。常用于咳嗽,气喘,胸痛,咳唾脓血等;咽喉肿痛,失音,瘿气,噎膈。

23. 廉泉 Liánquán(CV23)

【定　位】　在颈前区,喉结上方,舌骨上缘凹陷中,前正中线上。

【主　治】　主治舌咽部病症。常用于中风失语,吞咽困难,舌缓,流涎,舌下肿痛,咽喉肿痛等。

24. 承浆 Chéngjiāng(CV24)

【定　位】　在面部,颏唇沟的正中凹陷处。

【主　治】　主治口部病症。常用于口僻,流涎,口噤,齿龈肿痛等;失音,癫狂,痫病,头顶强痛。输卵管结扎术、剖宫产手术、胃大部切除术的针麻用穴。新增:消渴多饮。